Dr. Lukas Hagenbeck

**Die Intelligenz der Natur schenkt uns BCM-95 Curcumin, die Ernährungsmedizin des 21. Jahrhunderts!**

**Entdecken Sie alle Geheimnisse asiatischer Weisheiten und westlicher, moderner Forschung...**

# Warum Krebs und andere chronische Krankheiten diesen Natur-Stoff fürchten

***Dieser Ratgeber ist nicht als medizinischer Ratgeber gedacht. Er dient nur zur Information und für die Weiter- und Ausbildung. Bitte konsultieren Sie einen Therapeuten Ihres Vertrauens, wenn dafür eine Notwendigkeit besteht.***

Dr. Lukas Hagenbeck

Food for Health
Publishing & Media B.V.

1. Auflage 2016



Herausgeber der deutschen Ausgabe:

Postbus 3054, NL – 6460 HB Kerkrade

Unverbindliche Preisempfehlung: € 29,95
ISBN/EAN-Nr. 978-90-78057-23-9

# Einleitung

**Liebe Leserin, lieber Leser,**

wenn bei Ihnen eine gefährliche Krankheit, wie z. B. Krebs diagnostiziert wird, die unter Umständen tödlich verläuft, und Sie Ihrem Arzt sagen, Sie würden gerne versuchen, sie mit einem Gewürz zu behandeln, würde er Sie vermutlich nur mit weit geöffneten Augen anstarren. Aber:

Dieses Gewürz von dem ich spreche, wirkt tatsächlich. Eigentlich geht es gar nicht um ein Gewürz. Denn Curcumin ist ein bestimmtes Pigment der Gelbwurz (auch indischer Safran oder Kurkuma genannt), einer Pflanze aus der Ingwerfamilie. Curry erhält seine charakteristische kanariengelbe Farbe durch den natürlichen Farbstoff Curcumin, das seit Jahrhunderten von den indischen ayurvedischen Heilern verwendet wird, um Verdauungsprobleme, Arthritis und Störungen im Harntrakt zu behandeln. Und seit kurzer Zeit findet die Wissenschaft immer

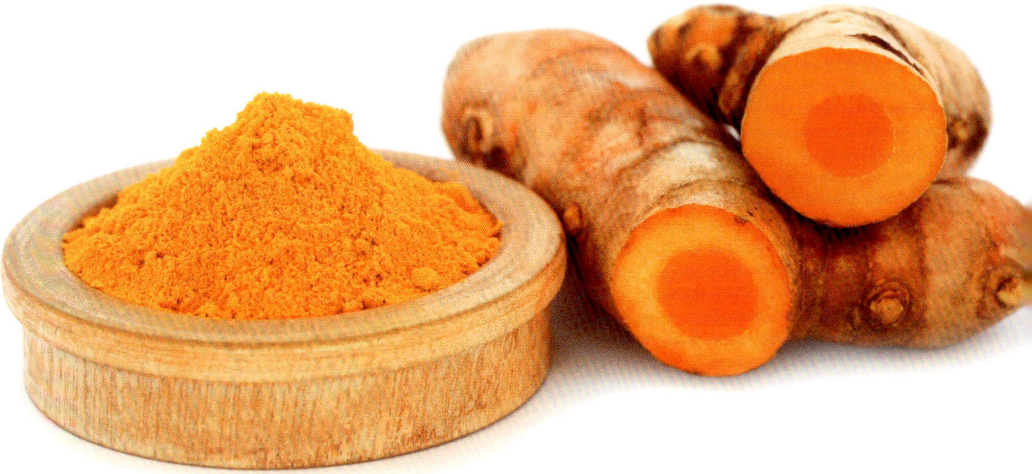

*Curcumin ist ein bestimmtes Pigment der Gelbwurz (auch indischer Safran oder Kurkuma genannt), einer Pflanze aus der Ingwerfamilie.*

mehr Beweise dafür, dass Curcumin ernährungsmedizinisch hilft und sogar Krebs erfolgreich bekämpft.

Zahlreiche Wissenschaftler weltweit beschäftigen sich mit diesem medizinisch vielversprechenden Inhaltsstoff, wie über 5000 veröffentlichte wissenschaftliche Studien eindrucksvoll bezeugen. Denn Curcumin hat viele interessante präventive und therapeutische Eigenschaften, was in zahlreichen Studien nachgewiesen wurde:

- **antioxidativ (Freie Radikale neutralisierend),**
- **antimutagen (Erbgut-Veränderungen verhindernd),**
- **antikarzinogen (krebsverhindernd),**
- **immunstimulierend,**
- **antidepressiv,**
- **entzündungshemmend,**
- **cholesterinsenkend**

Viele Arbeiten beziehen sich auf die oben genannten Eigenschaften, wobei ein Schwerpunkt der Erforschung die antitumorösen Fähigkeiten sind.

## Hochwertiger Vollspektrum-Extrakt mit überlegener Gesundheitskraft

Diese hohe Wirksamkeit, die der gelbe Naturstoff bei Anwendern erzeugt, hat einen Curcumin-Boom ausgelöst. Zahlreiche Produkte sind auf dem Markt – jedoch mit zum Teil dramatischen Qualitätsunterschieden. Ein ganz entscheidender Knackpunkt, an dem sich die Spreu vom Weizen trennt, ist die Frage der Bioverfügbarkeit (Aufnahme und Verwertung des Stoffes): Hierzu muss man wissen, dass Curcumin grundsätzlich nur sehr schlecht vom menschlichen Körper aufgenommen werden kann. Herkömmliche Curcumin-Produkte haben daher den großen Nachteil, dass sie praktisch keine gesundheitlichen Vorteile bieten bzw. selbst für bescheidene gesundheitliche Effekte in sehr hohen Mengen genommen werden müssen. Aber es geht auch anders:

Hochwertige und überlegene Vollspektrumextrakte, wie BCM-95 Vollspektrum-Curcumin, liefern bis zu siebenmal mehr Curcumin ins Blut als herkömmliche Curcuminprodukte. Konkret bedeutet dies, dass BCM-95 Vollspektrum-Curcumin

- **schneller von unserem Körper aufgenommen wird,**
- **eine höhere Konzentration im Blut erzielt und**
- **länger verfügbar ist.**

Das liegt an der außergewöhnlichen Qualität und Kraft dieses besonderen Extraktes, der sich durch einen hohen Anteil (95 %) Curcuminoiden auszeichnet und zusätzlich die wertvollen Öl-Extrakte enthält, die im Rahmen der herkömmlichen Extraktion normalerweise verloren gehen.

Achten Sie unbedingt auf BCM-95 Vollspektrum-Curcumin-Komplex mit standardisiertem Curcuminoid-Gehalt (Curcumin, Desmethoxycurcumin und Bisdemethoxycurcumin).

Diese revolutionäre Entwicklung wird den Grad der zusätzlichen Gesundheitsvorteile dieses hochverehrten Heilkrauts für die Menschheit radikal verändern! Profitieren Sie schon jetzt davon! Und erfahren Sie jetzt mehr zu den wunderbaren Gesundheitskräften von BCM-95 Vollspektrum-Curcumin.

## Die Antwort der Natur auf Chemie-Bomber

Im Kampf gegen die großen Volkskrankheiten, wie Krebs, Arteriosklerose, Depression, Alzheimer – werden typischerweise die schweren Pharma-Geschosse aufgefahren, regelrechte Chemie-Bomber, die oftmals keine echte Heilung leisten, sondern nur symptomatisch wirken und gleichzeitig ein erhebliches Nebenwirkungs-Potenzial aufweisen. Curcumin ist die vielleicht beste Empfehlung von Mutter Natur – für eine effektive Vorsorge und den wirksamen Kampf vor allem auch gegen Krebs und chronische Entzündungen.

Obwohl die wissenschaftliche Erforschung der therapeutischen Eigenschaften von Curcumin noch andauert, scheint klar, dass dieser Naturstoff ein starkes heilendes Potenzial besitzt und die Aufnahme von Curcumin in die Ernährung einen außerordentlich großen Sinn ergibt – auch für Sie!

**Die großen Volkskrankheiten:**
**Krebs, Arteriosklerose, Depression, Alzheimer**

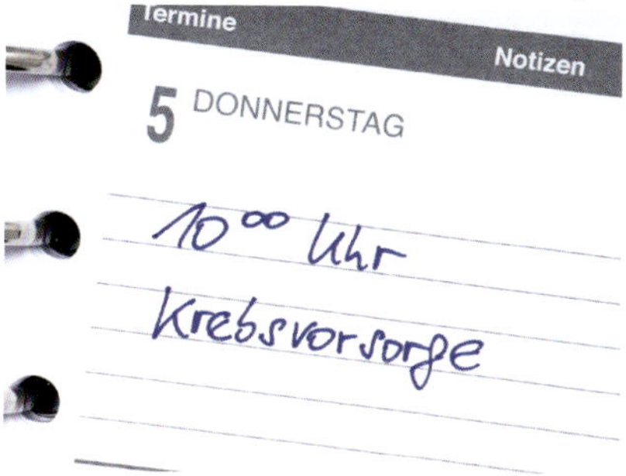


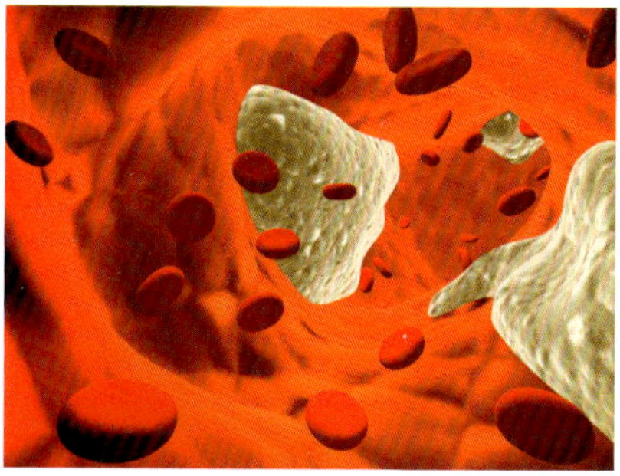

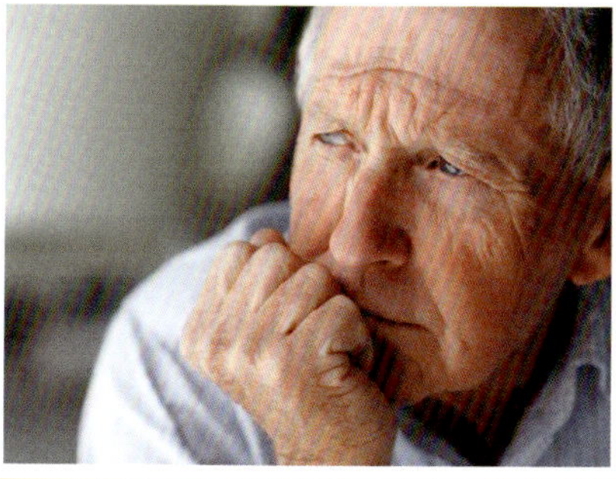

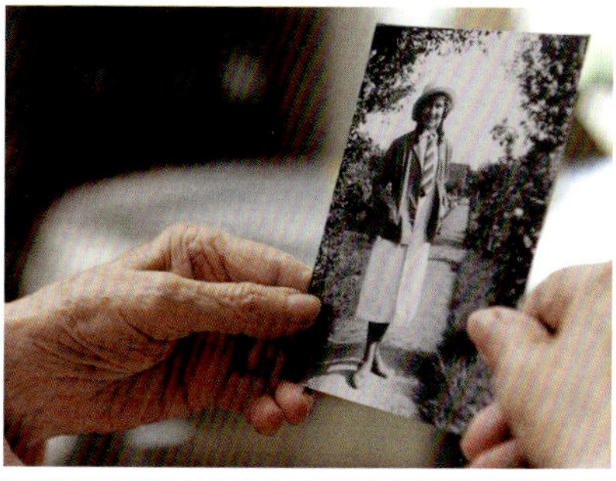

Curcumin beugt bestimmten Krebsarten vor, verhindert Herz-Kreislauf-Erkrankungen und bekämpft chronische Entzündungen. Es bietet sogar einen Schutz vor der Alzheimer-Krankheit und hilft hervorragend auch bei Depressionen. Da es von Millionen Menschen praktisch seit Jahrtausenden sicher konsumiert wird, sollte es auch Ihre Wahl sein, Ihre Nahrung regelmäßig mit Curcumin zu ergänzen.

# Die Herkunft des gelben Heilers aus der Schatzkammer der Natur

Kurkuma, auch indischer Safran genannt, ist wahrscheinlich die bekannteste Zutat von Currypulvermischungen. Es ist ein hellgelbes altes Gewürz, das aus asiatischen Ländern stammt. Es wurde schon 600 v. Chr. als traditionelles Heilmittel verwendet.

Die Verbindung zwischen Kurkuma und Indien geht allerdings sehr viel weiter zurück. Sowohl Ingwer als auch Kurkuma werden seit Jahrtausenden in Indien und Südostasien angebaut. Indien produziert und konsumiert weltweit das meiste Kurkuma. Als „Cousin“ von Ingwer wurde Kurkuma von den alten Römern und Griechen verehrt, die seine medizinischen Eigenschaften schätzten. Sein englischer Name „Turmeric“ stammt von seinem lateinischen Namen, der grob übersetzt „Wert der Erde“ bedeutet.

Kurkuma ist bekannt für seine Anwendung als Kosmetikum, Gewürz und Aromastoff.[1] Es wird in dem indischen ayurvedischen Medizinsystem, der Unani-Medizin und der chinesischen Medizin verwendet. Kurkuma ist das wichtigste Gewürz, das von verschiedenen Gemeinschaften für ihre religiösen Zwecke eingesetzt wurde. Die Gelbwurz wird innerlich als Tonikum für den Magen und Blutreiniger und äußerlich zur Behandlung von Hautkrankheiten und für die Wundheilung verwendet.

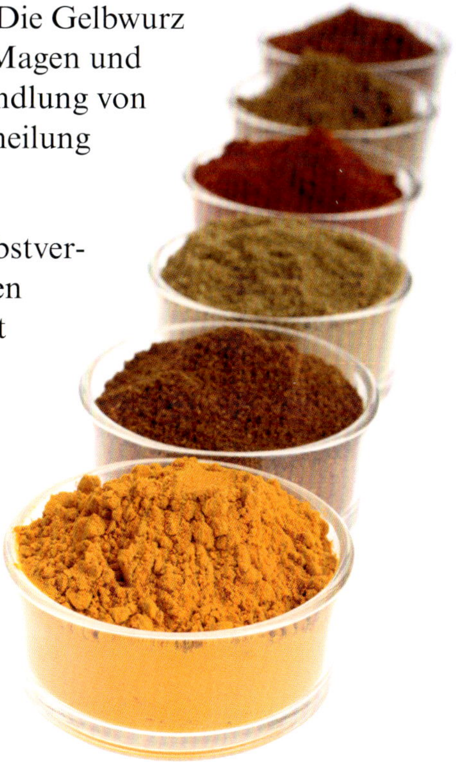

Als Nährstoff ist Kurkuma ein selbstverständlicher Bestandteil der asiatischen Küche. Der Einsatz von Kurkuma ist nicht wegzudenken: Fleisch-, Fisch- und vegetarische Speisen werden großzügig mit Kurkuma gewürzt.

Seit dem frühen Mittelalter ist Kurkuma auch in Nordafrika und Europa gebräuchlich. In Mitteleuropa kannte man bisher Kurkuma vor allem als gelb färbenden Bestandteil des Currypulvers.

Curcumin ist verantwortlich für diese charakteristische kanariengelbe Farbe des Kurkuma und der entscheidende Aktivstoff für die alles überragende Gesundheitskraft.

## Wie das „Gewürz des Lebens" aussieht

Curcuma longa L. (Kurkuma) ist eine mehrjährige Pflanze, die bis zu einem Meter hoch wird und einen kurzen Stamm hat. Die Pflanze gehört zu den Ingwergewächsen (Zingiberaceaen) und ist überall im tropischen Südostasien zuhause. Die Blüten können weisslich, gelblich oder rosa erscheinen.

Wichtig ist das Rhizom (ausdauernder Wurzelstock, der Nährstoffe speichert) der mehrjährigen Pflanze. Dieses ist

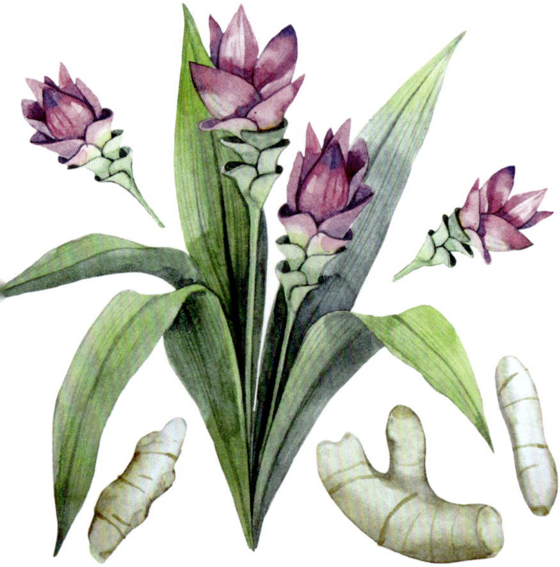

*Curcuma longa L. (Kurkuma) gehört zu den Ingwergewächsen.*

fleischig und innen kräftig orange gefärbt. Das Rhizom enthält die für die gesundheitliche Wirkung entscheidenden Bestandteile bzw. Aktivstoffe, d. h. das Curcumin (die Hauptkomponente der Curcuminoide) sowie ätherische Öle.

Zur Ernte werden Teile des dichten Rhizom-Netzwerks ausgegraben. Weil sie von einer Art dicken Korkschicht umgeben sind, muss diese durch heißes Wasser entfernt werden. Die übrigen Rhizome werden getrocknet und zu Pulver zermahlen. Es ist gewöhnlich als feines, hellgelbes Pulver erhältlich.

Kurkuma wird auf dem indischen Subkontinent schon immer als Glück-verheißende-Pflanze angesehen, sowohl in den aryanischen (nördlichsten) als auch in den dravidianischen (südlichsten) Kulturen, sein Wert erstreckt sich bis weit in die Geschichte, in den Glauben der alten indischen Populationen hinein.

Heutzutage hat Kurkuma Anwendung in Getränken aus Dosen, Backwaren, Milchprodukten, Eiscreme, Joghurt, gelbem Kuchen, Keksen, Popcornfarbe, Süßigkeiten, Frühstücksgetreide, Soßen, Gelatine, Tabletten etc. gefunden. In Kombination mit Annatto (Samen des Orleansstrauchs Bixa orellana) wird es verwendet, um Käse, Trockenmischungen, Salatdressings, Winterbutter und Margarine zu färben.

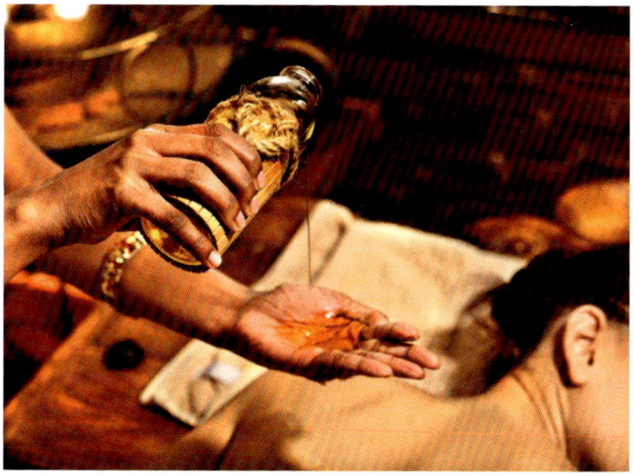

Kurkuma wird auch als kosmetischer Inhaltsstoff hoch geschätzt. Die freitäglichen Ölbadroutinen mit der Anwendung von „Haldi“, also Kurkuma, sind bei südindischen Frauen ziemlich unantastbar, sie führen zu einer schönen Haut und einem haarlosen Körper! Stücke des Rhizoms werden dem Wasser als Badezusatz hinzugegeben. Nach Berichten verbessert das Waschen in Kurkuma den Hauttonus. Momentan wird Kurkuma in der Formulierung einiger Sonnenschutzmittel verwendet.

## Die taditionelle medizinische Anwendung von Kurkuma

Die medizinische Geschichte von Kurkuma ist mindestens 2.500 Jahre alt. Ayurveda, Unani, Siddha und die chinesische Medizin empfehlen Kurkuma für eine große Vielzahl von Störungen und Krankheiten. Das ayurvedische Kompendium von Susruta aus dem Jahr 250 vor Christus empfiehlt eine kurkumahaltige Salbe zur Linderung der Auswirkungen vergifteter Lebensmittel.

Die traditionelle indische Medizin verwendet das Pulver gegen Gallenstörungen, Magersucht, Schnupfen, Husten, diabetische Wunden, Leberstörungen, rheumatische Störungen, Verstauchungen, Schwellungen und Nasennebenhöhlenentzündungen. Äußerlich wird das getrocknete Rhizom auf frische Wunden und Insektenstiche aufgetragen und es fördert auch bei Windpocken und Pocken, den Heilungsprozess.

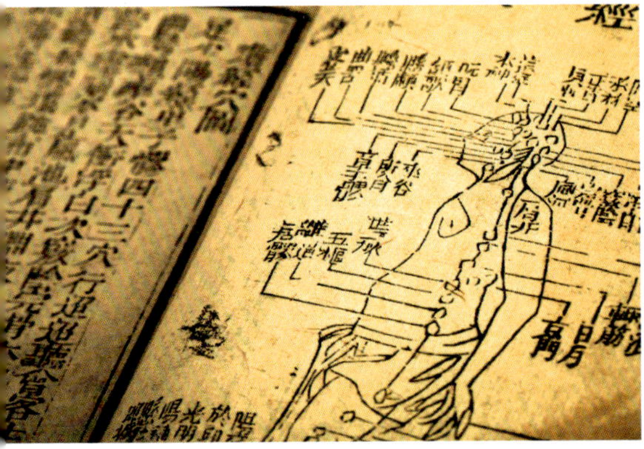

Die traditionelle chinesische Medizin verwendet Kurkuma bei Krankheiten, die mit Bauchschmerzen, Menstruationsbeschwerden, Blähungen oder stechenden Schmerzen in Brust und Bauch verbunden sind, bei Bewusstseinsstörungen, bei fiebrigen Erkrankungen, Epilepsie, Manie sowie bei Gelbsucht.

Es wird auch äußerlich auf Wunden, Ekzeme und Entzündungen aufgetragen. Sowohl in dem ayurvedischen als auch in dem Siddha-Medizinsystem wird eine Kurkumapaste äußerlich angewandt, um Geschwüre und Krätze zu behandeln.

Das himalayanische Medizinsystem empfiehlt Kurkuma zur Empfängnisverhütung, gegen Schwellungen, Insektenstiche, Wunden, Keuchhusten, Entzündungen, innere Verletzungen, Pickel, Läsionen sowie als Hauttonikum.

Die chinesische Medizin empfiehlt Kurkuma zur Förderung des Flusses von Qi und zur Entfernung eines Blutstaus. Der Heilpflanze wird die Kraft, Blutungen zu stoppen und Blutgerinnsel aufzulösen, zugeschrieben. In der Unani-Medizin wird Kurkuma für Leiden wie Leberverstopfung und Gelbsucht sowie äußerlich gegen Geschwüre und Entzündungen angewandt. Geröstetes Kurkuma wird als Inhaltsstoff eines

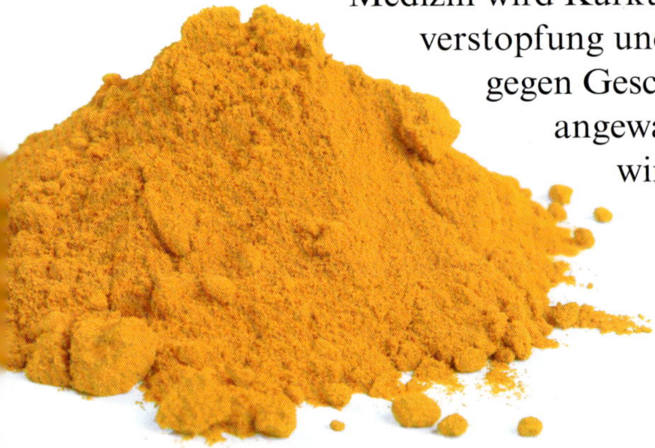

*Kurkuma ist die bekannteste Zutat von Currypulvermischungen*

Präparats gegen Durchfall verwendet. Kurkuma wird auch in Zahnpulver oder Zahnpasta verwendet.

**Fazit**

Die meisten Inder wären vermutlich nicht überrascht zu erfahren, dass die moderne Wissenschaft begonnen hat, die vielfältigen gesundheitsfördernden Eigenschaften des Kurkumas zu untersuchen. Denn das enthaltene Curcumin ist nicht nur für die charakteristische kanariengelbe Farbe des Kurkumas verantwortlich. Es ist vielmehr der Bestandteil, der für die unglaublich vielfältigen heilenden Wirkungen verantwortlich ist!

## Moderne Wissenschaft trifft alten Glauben

Die moderne Wissenschaft hat die größtenteils auf Überlieferung basierenden Aussagen über Kurkuma in den letzten 50 Jahren untersucht und rigorosen Untersuchungen unterzogen. Hunderte von Studien auf dem ganzen Globus haben die Fähigkeit seines wichtigsten Aktivstoffs Curcumin, bestimmte Krebsarten zu stoppen oder ihnen vorzubeugen, Entzündungen zu stoppen, die Herz-Kreislauf-Gesundheit zu verbessern, grauem Star vorzubeugen, bestimmte Mikroben, einschließlich Pilzen und gefährliche Parasiten, zu töten oder deren toxische Wirkungen zu hemmen, demonstriert. So erklärte ein Forscherteam: „[Curcumin] zeigte nachweislich bemerkenswerte anti-karzinogene, entzündungshemmende und antioxidative Eigenschaften".

Und als ob das nicht schon genug wäre, erweist sich Curcumin auch als vielversprechende Behandlung u.a. für Multiple Sklerose, Depressionen und kann die schädlichen Auswirkungen einer langfristigen Diabeteserkrankung lindern. Es wurde sogar als äußerliche Behandlungsmöglichkeit untersucht, um die Heilung diabetischer Wunden zu beschleunigen.

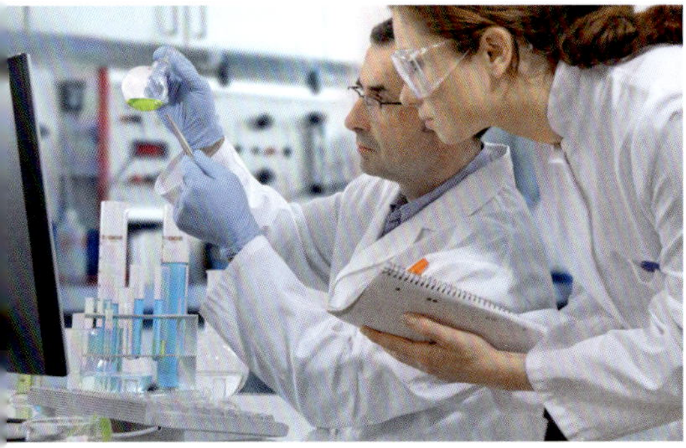

Einige Forscher haben auch eine aufregende Verbindung zwischen der Aufnahme von Curcumin und einem dramatisch verringerten Auftreten der Alzheimer-Krankheit gefunden, eine Wirkung, die auch mit der Fähigkeit von Curcumin, Signalpfade zu blockieren, die zu Entzündungen führen, verbunden sein könnte.

Man möchte mit zahlreichen Ernährungswissenschaftlern folgern: „Add Spice to your Life"! Allerdings: Um den sensationellen Zellschutz des Curcumin allein aus der Nahrung zu erhalten, müssten Sie jeden Tag enorme Mengen curry-haltiger Mahlzeiten zu sich nehmen. Aber es gibt auch andere Lösungen. Dazu verrate ich Ihnen später mehr …

## Die Wirkstoffe des Wunder-Gewürzes

Die Farbe der Kurkuma-Pflanze stammt hauptsächlich von den polyphenolen Pigmenten, die als Curcuminoide bekannt sind. Dazu zählen:

- **Curcumin ist das wichtigste Curcuminoid in Kurkuma, es ist der kraftvollste Bestandteil[2]**
- **Demethoxycurcumin und**
- **Bisdemethoxycurcumin**

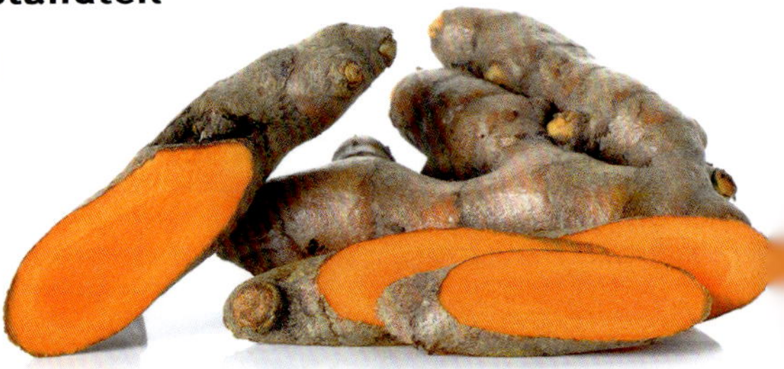

Die entzündungshemmenden, antioxidativen und antikanzerogenen Wirkungen der Curcuminoide sind wissenschaftlich bekannt. Als Polyphenol ist Curcumin eines der wirkstärksten Antioxidantien überhaupt, das einer Zerstörung von Zellen und Gewebe durch die Aktivität Freier Radikale vorbeugt. Es fungiert als Jäger von Sauerstoffradikalen. Daher hilft es, verschiedenen Herz-Kreislauf-, Gefäß-, und anderen chronischen Krankheiten wie Arthritis und Krebs vorzubeugen oder sie hinauszuzögern, indem es schädliche Freie Radikale und einen erhöhten oxidativen Stress neutralisiert.

**Achtung!** Außerdem enthält Kurkuma die ätherischen Öle Sesquiterpene und Terpene. Diese gehen jedoch typischerweise im Rahmen herkömmlicher Extraktionsverfahren verloren.

**Achtung!** Das ist ein ganz entscheidender Punkt, wenn Sie sich für Curcumin interessieren: Ein hochwertiger Extrakt wie BCM-95 Vollspektrum-Curcumin enthält – analog zur in der Natur vorkommenden Wurzel – alle Bestandteile. Denn nur so ist gewährleistet, dass sich die natürlichen Wirkstoffe gegenseitig beeinflussen und unterstützen. Genauso, wie es die Natur vorsieht!

## Warum Medikamente unseren Körper zerstören

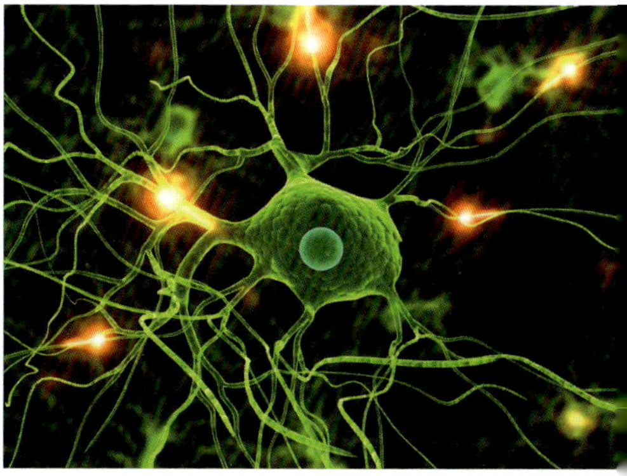

All unsere Körperfunktionen und Körperprozesse hängen von den hochkomplexen Signalnetzwerken ab, die die Kommunikation von Zelle zu Zelle steuern. Krankheiten treten auf, wenn diese Signalkaskaden gestört werden. Aber genau das bewirken

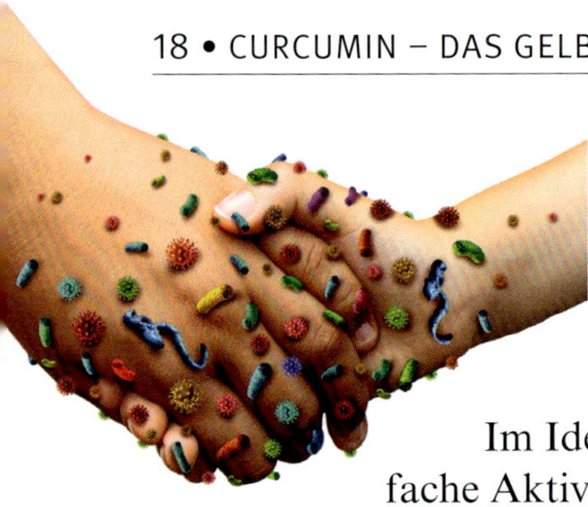

die modernen Medikamente. Der Preis, den wir dafür bezahlen, ist ein geschwächtes Immunsystem, unsere einzige Waffe, um Krankheiten und Infektionen zu bekämpfen.

Im Idealfall sollte ein Medikament mehrfache Aktivitäten besitzen, die alle hilfreich sind. Sprich, die Symptome einer Erkrankung bekämpfen, OHNE Nebenwirkungen zu verursachen und unser Immunsystem lahmzulegen. Allerdings ist es der modernen Forschung bis dato nicht gelungen, ein solches Medikament zu entwickeln. **Die Natur hat ein solches Molekül geschaffen – Curcumin!**

# Vielfalt, die an Magie grenzt – die gesundheitlichen Vorteile von Curcumin

Die Vorteile von Curcumin sind so vielfältig, dass sie praktisch jedes Organsystem des Körpers positiv beeinflussen. Es ist kein Zufall, dass die amerikanischen Gesundheitsinstitute zahlreiche Studien zur Untersuchung von Curcumin finanziert haben, etwa im Bereich der Autoimmunerkrankungen und der Krebsprävention. Inzwischen arbeiten Pharmafirmen auf der ganzen Welt aktiv an patentierbaren Molekülen auf Basis von Curcumin, von denen sie hoffen, dass sie sie als Krebsmittel vermarkten können.

Unter anderem hat Curcumin antibakterielle, antifungale, antivirale, entzündungshemmende und antioxidative Fähigkeiten demonstriert.[3] Hinzu kommen ein wirkungsvoller Schutz vor Krebs, ein Schutz von Herz und Kreislauf sowie ein Schutz vor neurodegenerativen Störungen, wie Alzheimer, Parkinson und Depressionen.[4,5,6] Außerdem hat sich Curcumin als viel versprechend in der Behandlung von Multipler Sklerose gezeigt[7] und kann möglicherweise Schäden durch hohen Blutzucker, wie er für Diabetes charakteristisch ist, umkehren.[8] Auf Grund seiner antientzündlichen Wirkung ist es zudem bei der Behandlung von Hautstörungen wie Psoriasis hilfreich[9,10].

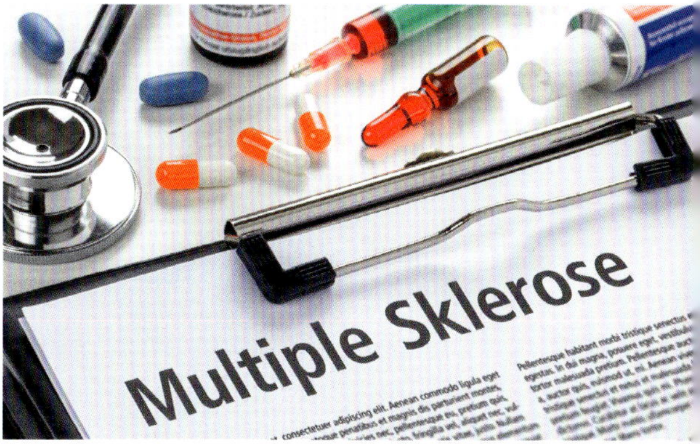


# Einzigartige antientzündliche Wirkkraft als Schlüssel der überragenden Gesundheitsvorteile

Einer der Gründe für die enorme präventive und therapeutische Wirkung von Curcumin, ist seine außerordentliche antientzündliche Kraft. Wir wissen, dass fast alle chronischen Krankheiten wie Diabetes, Herzerkrankungen, Arthritis und Alzheimer u.v.m. eines gemeinsam haben:

Zerstörerische, chronische Entzündungen, die unter Beteiligung zahlreicher Entzündungsmediatoren in unserem Körper stattfinden. Doch anders als synthetische Medikamente, die typischerweise nur isoliert gegen einen spezifischen Entzündungsfaktor vorgehen, bekämpft natürliches Curcumin gleich zahlreiche Entzündungsfaktoren im Sinne eines multifaktoriellen Wirkmechanismus.[11]

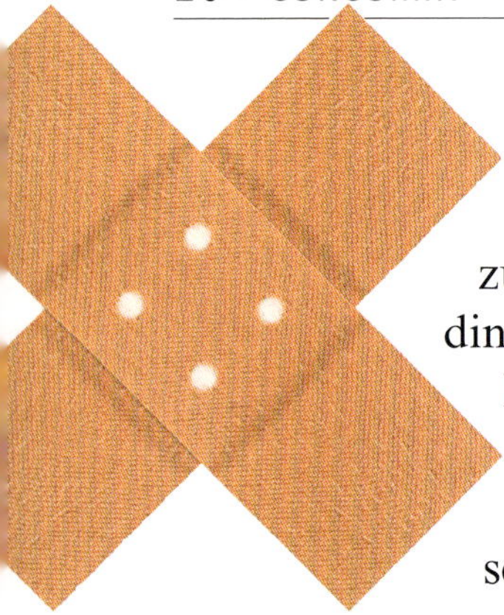

Entzündungen sind im Grundsatz ein ganz normaler Bestandteil des körpereigenen Abwehr- und Reparaturprozesses, so wie wir es zum Beispiel bei der Ausheilung verletzungsbedingter Wunden feststellen können. Ein gesundes Entzündungsgeschehen sollte jedoch auf den Akutfall begrenzt bleiben, mit einem klaren Beginn und einem klaren Ende im überschaubaren Zeitraum.

In der Tat sind es nur die dauerhaften, chronischen Entzündungen, die unsere Gesundheit nicht regenerieren, sondern langfristig bedrohen und zum Ausbruch vieler gefürchteter Volkskrankheiten wie Arteriosklerose, Herzinfarkt, Diabetes, Arthritis, Asthma et cetera führen. Das Ausschalten oder Löschen chronischer Entzündungen ist somit der Schlüssel in der erfolgreichen Vorsorge und Therapie bei nahezu allen großen Krankheiten unserer Zeit.

Curcumin kann – im Gegensatz zu synthetischen Medikamenten – ganz natürlich und auf vielfältige Weise in das Entzündungsgeschehen eingreifen und die gefährliche Entzündungskaskade stoppen.

So konnte im Rahmen einer Studie mit Hilfe von BCM-95 Vollspektrum-Curcumin eine erhebliche Senkung des Entzündungsmarkers CRP um 52 % bei Arthritis Patienten erzielt werden.[12] In einer Studie mit 53 Patienten, die von einer Regenbogenhautentzündung des Auges (Uveitis) betroffen waren, wurde bei der Anwendung von Curcumin eine der Kortison-Therapie vergleichbare Wirkung beobachtet.[13]

Darüberhinaus verfügt Curcumin über weitere, spezifische Wirkmechanismen, die ihm einen unschätzbaren Wert in der Behandlung chronischer Erkrankungen verleihen.

# Antioxidative Wirkkraft stoppt die gefährlichen Folgen von oxidativem Stress

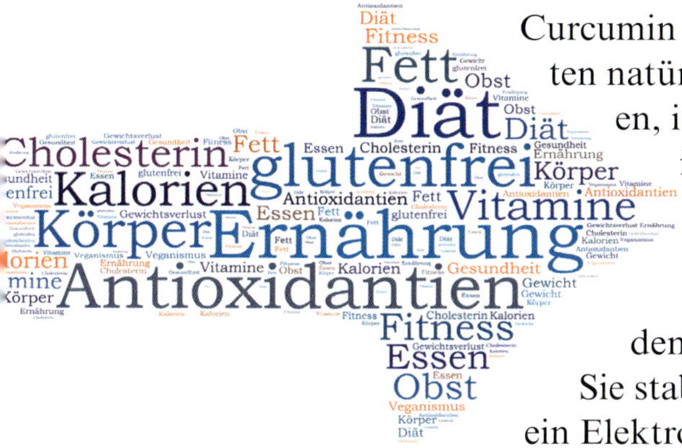


Curcumin gilt als eines der stärksten natürlichen Antioxidantien, ist damit in der Lage instabile, hochreaktive Freie Radikale zu neutralisieren. Freie Radikale sind Moleküle, denen ein Elektron fehlt. Sie stabilisieren sich, indem sie ein Elektron von einem Nachbar-Molekül „stehlen", wodurch dieses selbst zu einem Freien Radikal mutiert, das nun seinerseits auf die Jagd nach einem Elektron geht.

Die ausgelöste Kettenreaktion – auch Freie-Radikal-Kaskade genannt – und der hiermit verbundene oxidative Stress, können zu enormen Zellschäden, Entzündungen und auf Dauer zu schwersten chronischen Erkrankungen führen – einschließlich Krebs. Freie Radikale können einen negativen Einfluss auf alle Körperfunktionen haben, inklusive des Immunsystems. Unter den Experten herrscht weitgehend Einigkeit in dem Punkt, dass vor allem dauerhaft erhöhter oxidativer Stress, d. h. die Bildung und der schädliche Einfluss sog. Freier Radikale, maßgeblich zur Zerstörung der Zellfunktion und DNA, Zellentartungen und dem Entstehen zahlreicher lebensbedrohlicher Volkskrankheiten beitragen.

Wir können uns den Attacken dieser Freien Radikale kaum entziehen, sie lauern tagtäglich zuhauf in der Umwelt. Beispiele

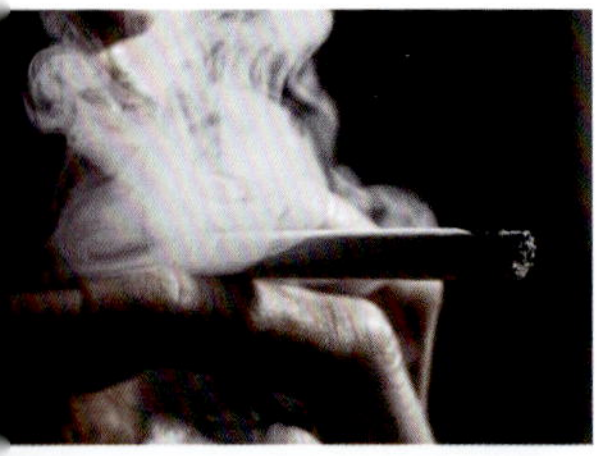

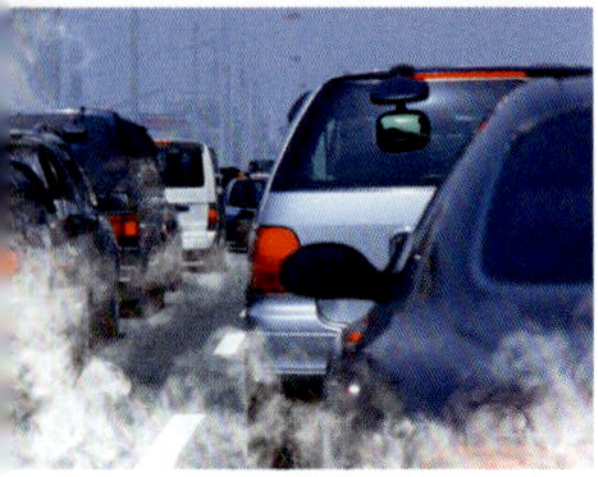

dafür sind Autoabgase, Zigarettenrauch, Chemikalien in der Wohnung und am Arbeitsplatz u. v. m. – alles Risikofaktoren für einen erhöhten oxidativen Stress, dem Sie mit Curcumin effektiv entgegentreten können.

Curcumin ist in der Lage, die gefährliche oxidative Kaskade zu stoppen, und zwar ohne hierbei selbst instabil zu werden. Aufgrund seiner hohen antioxidativen Potenz bietet Curcumin einen überragenden Schutz für unsere Zellen vor dem Angriff Freier Radikale.[14]

Im Rahmen einer Studie, durchgeführt von Wissenschaftlern der Universität von Catania, zeigte sich, dass Curcumin die Bildung körpereigener Antioxidantien deutlich steigern kann, so auch die des Enzyms Hämoxygenase I ( kurz HO-1) – einem wichtigen Schutzenzym, das insbesondere unsere Nervenzellen vor Schädigungen schützt und damit auch bei der Prävention von altersabhängigen Krankheiten wie Krebs und Alzheimer eine wichtige Rolle spielt.[15]

Sie haben jetzt einen ersten Eindruck erhalten, welch ein faszinierendes Mittel der Natur Curcumin ist:

- **Curcumin bietet Millionen Menschen weltweit neue Hoffnung im Kampf gegen die großen Volkskrankheiten.**
- **Curcumin eröffnet neue Möglichkeiten der Behandlung verschiedener Zivilisationskrankheiten. Und das Beste:**
- **Curcumin wirkt wie eine Gesundheitsvorsorge für Sie, so dass Krankheiten erst gar nicht entstehen.**

Doch lesen Sie selbst, welche sensationellen Effekte Curcumin im Kampf gegen die großen Volkskrankheiten bewirkt:

# Zeigen Sie Krebs mit Curcumin die gelbe Karte

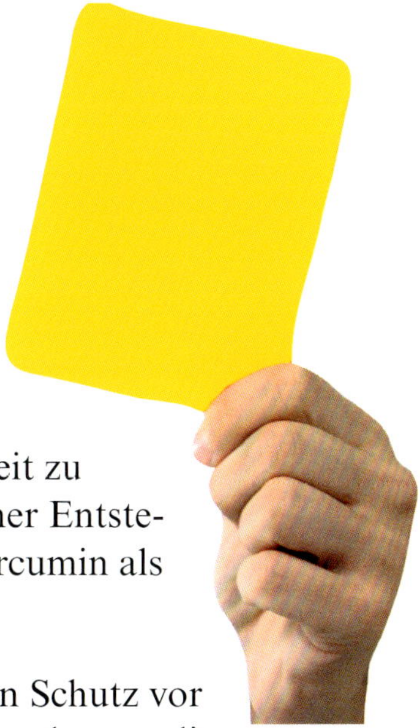

Den Krebs im Visier: Jedes Jahr erkranken 450.000 Menschen in Deutschland neu an Krebs – weltweit sind es mehr als 11 Millionen! 216.000 Menschen in Deutschland sterben jährlich daran. Experten schätzen, dass die Zahl der Krebserkrankungen bis zum Jahr 2050 um 30 % zunehmen wird.

Umso wichtiger ist es daher, eine Möglichkeit zu finden, Krebs zu behandeln bzw. schon in seiner Entstehung zu hindern. Und genau hier hat sich Curcumin als äußerst vielversprechend erwiesen. Denn:

Curcumin bietet Ihnen einen wirkungsvollen Schutz vor Krebs, indem es die Krebsentstehung hemmt und sogar die Ausbreitung im Körper unterbindet.

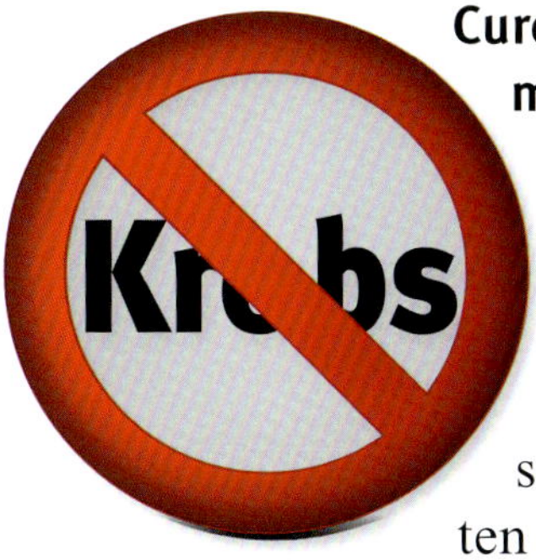


### Curcumin überzeugt die Wissenschaft als multifaktorieller Krebskiller aus der Schatzkammer der Natur

Die erstaunlichen Eigenschaften von Curcumin bringen selbst ansonsten eher skeptische Forscher zum Staunen. „Curcumin scheint all die wünschenswerten Eigenschaften eines am Zeichenbrett entwickelten Mehrzweckmedikamentes zu besitzen“, schrieb das Forschungsteam um S. Salvioli im Fachmagazin für komplementäre und alternative Medizin.[16] Auch andere Forscher betonen die viel versprechenden Anti-Krebs-Effekte: „Curcumin […] hat sich als einer der wirkungsvollsten Wirkstoffe in der Prävention und Bekämpfung von Krebs erwiesen", schrieben indische Forscher im Fachmagazin Cancer Research. „Seine biologischen Wirkungen reichen von antioxidativen [und] entzündungshemmenden Eigenschaften bis zur Hemmung der Angiogenese (Tumorwachstum), und es wurde auch gezeigt, dass [es] eine spezifische Tumor bekämpfende Aktivität besitzt".[17]

## Warum Curcumin die Wirkung von pharmazeutischen Medikamenten bei weitem übertrifft

Bei der Entstehung und Ausbreitung von Krebs kommt es zu gravierenden Störungen zahlreicher Zellfunktionen und -signalwegen. Der Nachteil herkömmlicher chemotherapeutischer Standardtherapien liegt darin, dass diese typischerweise nur eine molekulare Zielgröße in Angriff nehmen, einen nur einfach-isolierten Wirkmechanismus aufweisen. Die Erfolgschancen der Therapie sind damit begrenzt, da diese der Komplexität des zugrundeliegenden Geschehens nicht gerecht werden können. Der große Vorteil von Curcumin liegt darin, dass es gleichzeitig eine enorme Vielzahl von Faktoren und molekularen Zielgrößen erreicht.[18]

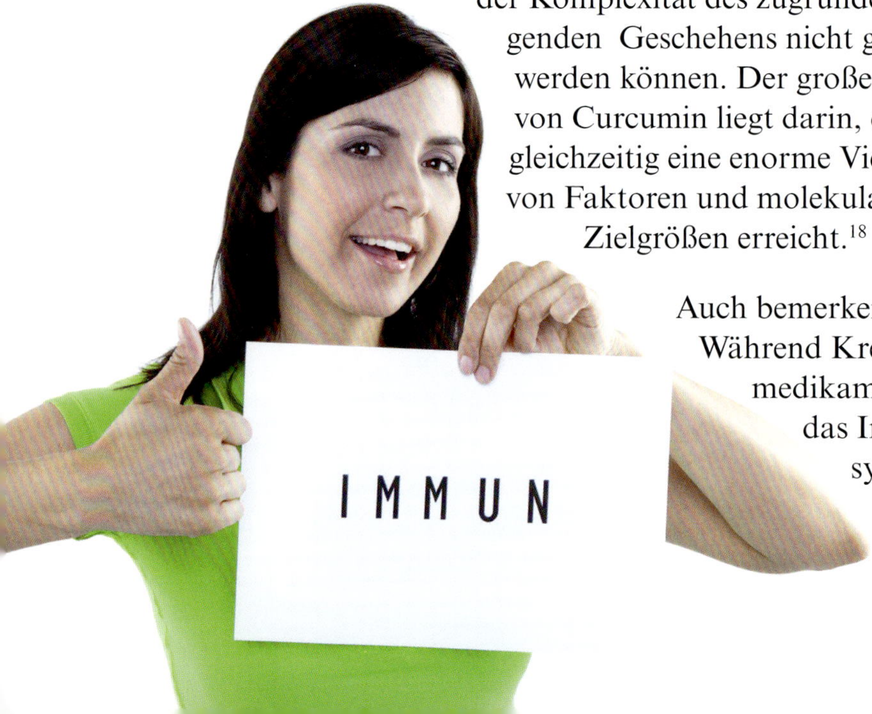


Auch bemerkenswert: Während Krebsmedikamente das Immunsystem schwächen, stärkt Curcumin das Immunsystem, indem es als ein „Immunwiederhersteller“ wirkt.[19,20] Daher ist es auch kein großes Wunder, dass die Prävention und Behandlung von Krebs zu einem der am sorgfältigsten untersuchten Aspekte der potenziellen Vorteile von Curcumin geworden ist.

In einem Artikel in Cancer Letters stellten amerikanische Wissenschaftler fest, dass „vorklinische Studien an einer Vielzahl von Krebszelllinien, wie Brust-, Gebärmutterhals-, Darm-, Magen-, Leber-, oralem Epithel-, Eierstock-, Bauchspeicheldrüsen- und Prostatakrebs sowie Leukämie beständig gezeigt haben, dass Curcumin [...] krebsbekämpfende Eigenschaften besitzt“.[21] Andere Forscher schrieben: „[Von Curcumin] wurde gezeigt, dass es entzündungshemmende, antioxidative und Tumor bekämpfende Eigenschaften hat. [Es] hat sich auch bei allen drei Stadien der Karzinogenese (Tumorentwicklung) als nützlich erwiesen“.[22]

Wenn bereits so viele anerkannte und führende Wissenschaftler von diesem vielversprechenden Stoff so überzeugt sind, müssten Sie es doch schon längst sein! Aber ich möchte es Ihnen noch leichter machen zu sagen: Curcumin ist WIRKLICH ein Wundermittel!

Daher verrate ich Ihnen im Folgenden, warum die Wissenschaftler und ich so begeistert von Curcumin sind und wie genau es auch Ihnen helfen kann. Lesen Sie direkt weiter ...

**Warum weiß Ihr Arzt so wenig über diese faszinierenden natürlichen Möglichkeiten?**

Das ist ganz schnell beantwortet: Die Krebs-Branche ist nichts anderes als ein gewinnorientiertes Unternehmen. Mit den patentierten Pharma-Produkten zur Krebsbehandlung werden gigantische Gewinne erwirtschaftet.

Es liegt daher nicht im Interesse dieser Unternehmen, dass die Patienten über natürliche, nicht-patentierbare Gesundheits-Mittel informiert sind, denn das senkt ihre Gewinne. Deshalb werden es natürliche Krebsheilmittel und Präventionsstrategien immer schwer haben Beachtung zu finden. Ganz zu Unrecht. Aber lesen Sie selbst ....

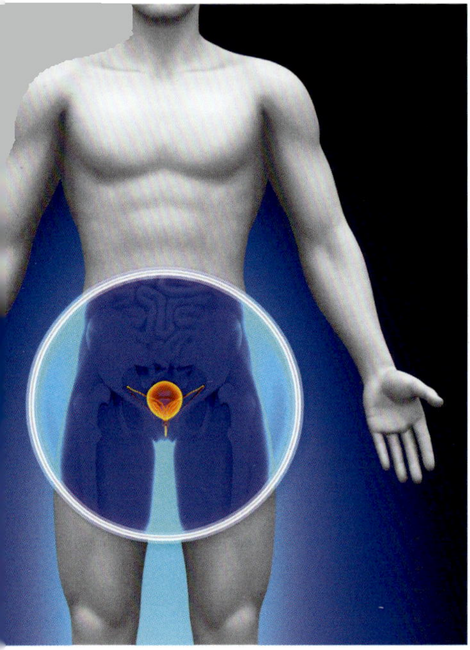

## Prostatakrebs: Wie Curcumin gleichzeitig eine krebspräventive als auch krebstherapeutische Wirkung haben kann

Prostatakrebs ist mit rund 64.370 Neuerkrankungen im Jahr der bei Männern am häufigsten diagnostizierte Krebs. Die Häufigkeit von Prostatakrebs steigt mit dem Alter an, wobei genetische und Umweltfaktoren einen großen Beitrag zur Entwicklung von Prostatakrebs leisten. Die Häufigkeit und die Sterberaten aufgrund von Prostatakrebs sind in den USA und Westeuropa hoch, wogegen die Zahlen in den asiatischen Ländern niedrig sind. Interessanterweise steigt das Prostatakrebsrisiko der Asiaten, wenn sie nach Nordamerika auswandern. Das deutet wieder einmal darauf hin, dass Umwelt- und Lebensstilfaktoren zu der Entwicklung dieser Krankheit beitragen. Denn was Asiaten in westlichen Ländern fehlt, ist vor allem die curcuminreiche Ernährung …

## Wie Curcumin Ihre Prostata schützt

Bereits Mitte 2007 veröffentlichten Forscher der Universität von Alabama in Birmingham in der Fachzeitschrift Cancer

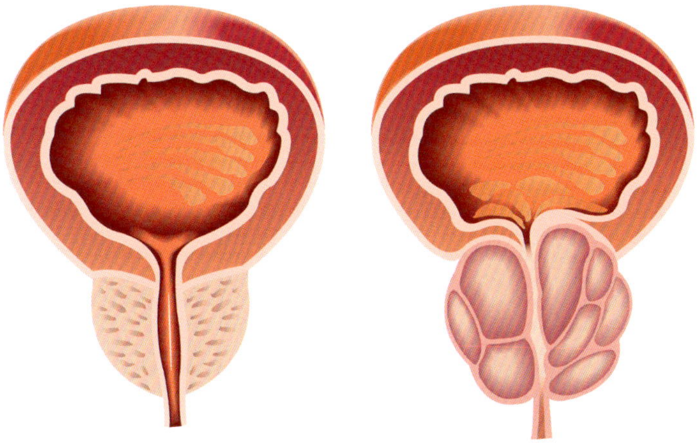

Prostata normale Ipertrofia prostatica

Research einen Bericht, der zumindest einen von möglicherweise vielen Mechanismen detailliert beschreibt, durch die Curcumin als krebsbekämpfender Wirkstoff fungiert. Die Forscher züchteten im Labor Prostatakrebszellen und setzten sie verschiedenen Curcumin-Konzentrationen aus. Das Curcumin reduzierte die Produktion eines als MDM2 bekannten Proteins, das mit der Bildung bösartiger Tumore verbunden ist. Gleichzeitig brachte Curcumin die Zellen dazu, ein anderes Protein zu produzieren, das den programmierten Zelltod (Apoptose), und damit das Absterben des Tumors fördert.[23]

Um die Wirkungen von Curcumin an einem lebendigen Modell zu testen, infizierten Wissenschaftler Mäuse mit menschlichen Prostatakrebszellen, die daraufhin Tumore entwickelten. Die Mäuse wurden dann vier Wochen lang fünfmal wöchentlich entweder mit Curcumin oder mit einem Plazebo (Scheinmedikament) gefüttert. Danach wurden die mit Curcumin gefütterten Mäuse wiederum in drei Gruppen eingeteilt: Eine Gruppe erhielt weiterhin alleine Curcumin, während eine andere Gruppe Curcumin plus das Krebsmedikament Gemcitabine erhielt. Die dritte Gruppe erhielt Curcumin plus eine Strahlenbehandlung.

In Ihrer Auswertung des Experiments bestätigten die Wissenschaftler: Curcumin hemmt das Wachstum [der Prostatakrebszellen] und verbessert die Tumor bekämpfenden Wirkungen von Gemcitabine und die der Bestrahlung. Bei diesen Tumoren reduziert Curcumin die Produktion des krebsfördernden Proteins MDM2. Und genau durch diese „Regulierung nach unten" von MDM2 übt Curcumin seine krebsbekämpfende Aktivität aus.

Auch in weiteren Studien zum Prostatakrebs wurde festgestellt, dass Curcumin die Zellvermehrung und Synthese proentzündlicher Botenstoffe hemmt und den Tod der Krebszellen induzieren kann.[24]

### Indische Männer kennen praktisch keinen Prostatakrebs

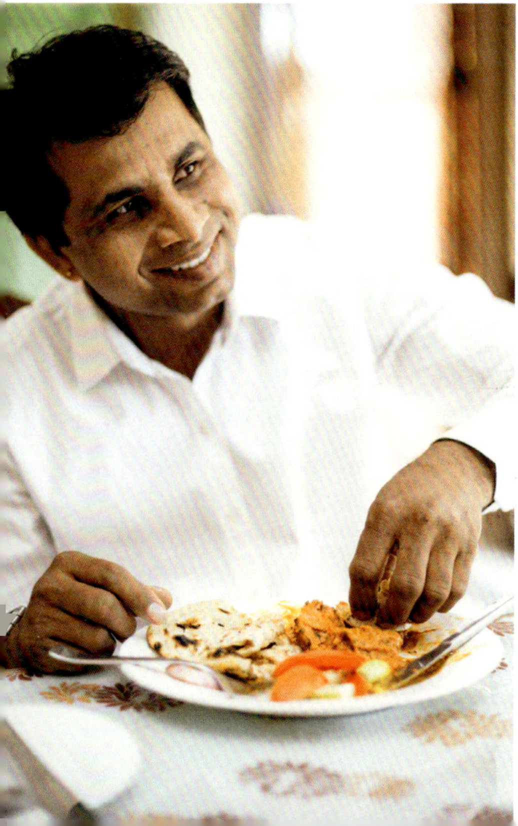

In diesem Zusammenhang ist es sehr interessant, dass die Häufigkeit von Prostatakrebs bei Männern in Indien am niedrigsten auf der ganzen Welt ist. Eine Studie schätzt, dass die jährlichen Prostatakrebsraten in Indien zwischen 5,9 und 9,1 pro 100.000/Jahr liegen.[25] Im Gegensatz dazu liegt die Häufigkeit unter der weißen Bevölkerung in den USA bei 110,4 pro 100.000/Jahr – das ist mehr als das Zehnfache im Vergleich zu den Männern in Indien.

So niedrig die Prostatakrebsrate, so groß ist der Verzehr von

Kurkuma (in Form von Curry) bei indischen Männern, der mit Abstand weltweit den höchsten Wert erreicht.

Es zeigt sich immer wieder ganz deutlich: Die Natur bietet einfache und kostengünstige Lösungen für die Gesundheit – nutzen Sie sie!

## Curcumin unterstützt die Therapie bei Bauchspeicheldrüsenkrebs

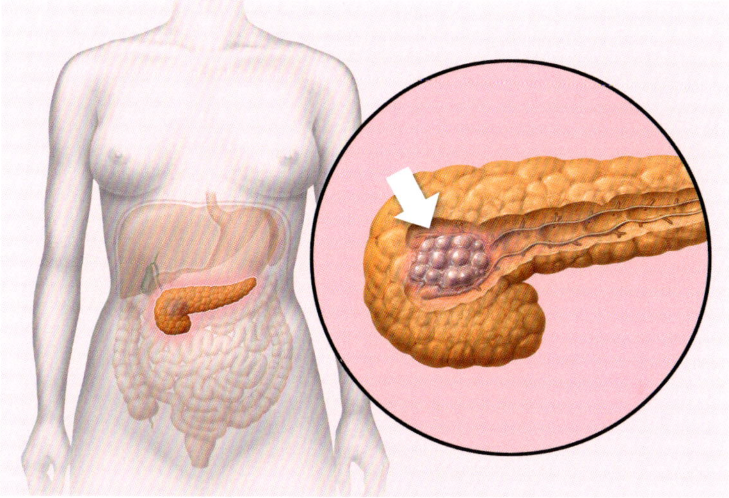

Dieser Krebs ist einer der tödlichsten beim Menschen. Bauchspeicheldrüsenkrebs gilt als in den meisten Fällen unheilbare Krankheit, und die Überlebensrate der Patienten ist in allen Stadien der Krankheit schlecht. Die durchschnittliche Überlebensdauer beträgt drei bis fünf Monate, mit einer 12-monatigen Überlebensrate von 10 % und einer fünfjährigen Überlebensrate von weniger als 5 %. Die große Mehrzahl der neu diagnostizierten Patienten hat nicht entfernbare und metastatische Tumore. Eines der Merkmale von Bauchspeicheldrüsenkrebs ist seine Widerstandsfähigkeit gegen eine Chemotherapie, daher ist die Suche nach alternativen Heilmethoden eine der obersten Prioritäten bei der Behandlung. Und auch hier hat sich erwiesen:

Curcumin verbessert nachweislich die Wirksamkeit des Chemotherapiemedikaments Gemcitabine bei der Behandlung von Bauchspeicheldrüsenkrebs. Gemcitabine verliert oft seine Wirksamkeit, da die Krebszellen eine Resistenz gegenüber dem Medikament entwickeln. Wissenschaftler des M. D. Anderson Krebszentrums der Universität von Texas zeigten, dass Curcumin der Entwicklung dieser Resistenz vorbeugt.

„Insgesamt deuten unsere Resultate darauf hin, dass Curcumin die Tumor bekämpfenden Wirkungen von Gemcitabine bei Bauchspeicheldrüsenkrebs potenziert, indem es die Wucherung[…]unterdrückt“, schlossen die Wissenschaftler.[26]

## Curcumin gilt als Schlüsselfaktor für Ihre Darmgesundheit!

Darmkrebs ist die zweithäufigste Ursache krebsbedingter Todesfälle in den entwickelten Ländern, er ist in Deutschland für mehr als 26.000 Todesfälle jährlich verantwortlich. Eine chirurgische Entfernung bleibt oft die einzige Behandlung.

Allerdings kommt es bei Darmkrebs ganz entscheidend darauf an, wann der Darmkrebs entdeckt wird. Hier gilt: Die Wahrscheinlichkeit einer Heilung ist umso höher, je früher die Krankheit erkannt und

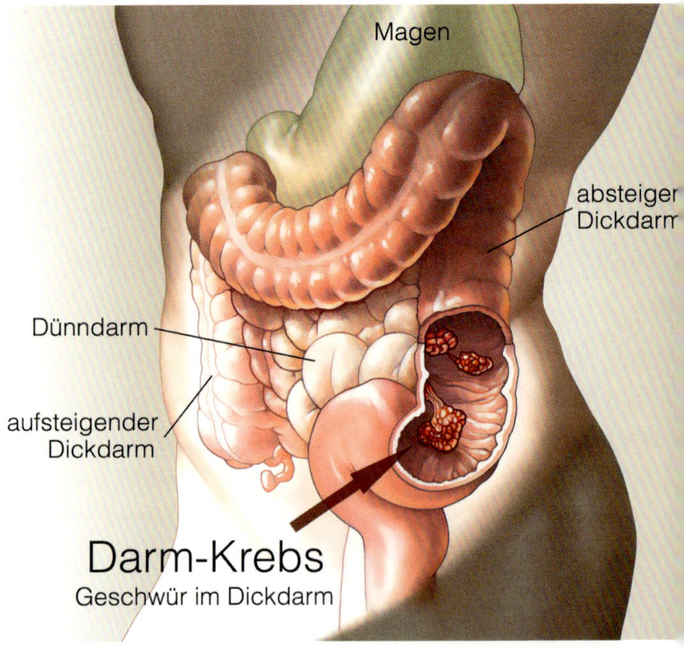

behandelt wird. Vorsorge ist also das A und O bei dieser Erkrankung! Diese Vorsoge ist ganz einfach mit Hilfe der Natur zu gewährleisten. Dazu erfahren Sie gleich mehr …

Darmkrebs ist Resultat einer Serie von Veränderungen, bei der normale Darmepithelzellen in Karzinome umgewandelt werden. Meist ist ein Polyp ein Zwischenschritt dieses Prozesses. Auch chronische Entzündungen und Darmkrebs sind eng miteinander verbunden.

Die Wirksamkeit von Curcumin gegen Darmkrebs hat große Aufmerksamkeit erregt. Seine ausgezeichnete Verträglichkeit und Sicherheit wurden in fünf klinischen Versuchen bei Darmkrebs demonstriert.[27] Britische Forscher zeigten kürzlich, dass Curcumin die Wucherung verschiedener Darmkrebsarten eindämmt und die Wirksamkeit eines existierenden chemotherapeutischen Wirkstoffs, Oxaliplatin, verbessert.[28]

**Darmkrebs ist in Indien kaum bekannt!**

Wissenschaftliche Studien zeigen, dass die Lebensgewohnheiten und das Ernährungsverhalten entscheidend – in der Gewichtung sogar bis zu 95 % – für die Entstehung von Krebs sind.

Lange Zeit galt es als ein großes Rätsel, warum unter einer Million Menschen in Indien „nur" 30 Personen (0,003 %), in den USA hingegen 530 Menschen (0,053 %) an Darmkrebs erkranken. In den westlichen Ländern herrscht somit ein rund 18-mal höheres Risiko an Darmkrebs zu erkranken. Mittlerweile ist die Fachwelt überzeugt, dass der hohe Curcumin-Konsum in Indien eine ganz entscheidende, präventive Rolle spielt.[29]

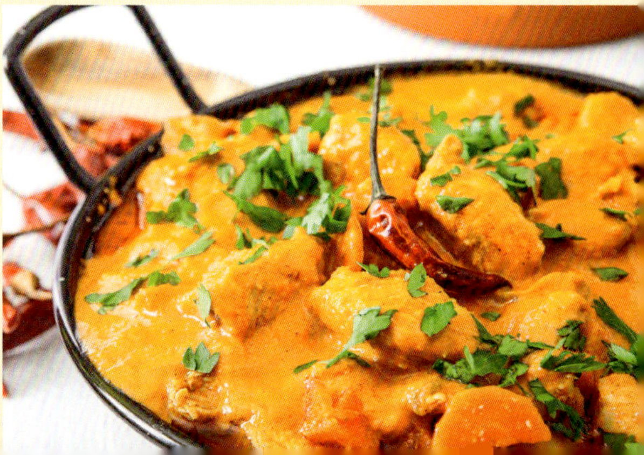

**Mein Tipp:**

Machen Sie es wie die Inder: Nehmen Sie Curcumin zu sich. Hierzu müssen Sie jedoch nicht Unmengen des Gewürzpulvers zu sich nehmen: Ganz einfach geht es mit Hilfe eines Produkts, das als Vollspektrum-Extrakt, die natürliche Wurzel, 1:1 mit allen Bestandteilen nachbildet und die gesundheitsrelevanten Aktivstoffe in hoher Konzentration enthält!

## Curcumin lässt Polypen schrumpfen

Das ungebremste Wachstum und die Entartung von Polypen kann zum Darmkrebs führen. Daher ist es oberste Priorität, Polypen in ihrer Entstehung zu bekämpfen. Curcumin ist auch hier das Mittel der Wahl: Bei Patienten mit Polypen konnte mit Hilfe von Curcumin nach sechs Monaten die Zahl der Polypen um 60 % sowie ihre Größe um 61 % reduziert werden![30]

**Die Pharmazeutische Zeitung berichtete dazu:[31]**

„Inhaltsstoffe aus Kurkuma und Zwiebeln können sowohl die Zahl als auch die Größe von Darmpolypen bei Menschen reduzieren. Dies berichten Wissenschaftler von der Johns Hopkins University in der Fachzeitschrift »Clinical Gastroenterology and Hepatology«. An der Pilotstudie nahmen fünf Patienten mit der Erbkrankheit familiärer adenomatöser Polyposis teil, bei der sich eine große Zahl von Polypen im Darm bildet. Die Gabe von Tabletten mit den Wirkstoffen Curcumin aus Kurkuma und Quercetin aus der Zwiebel senkte die Zahl der Polypen um 60 %. Die Größe der restlichen Läsionen (Schädigungen) ging um etwa 50 % zurück.“

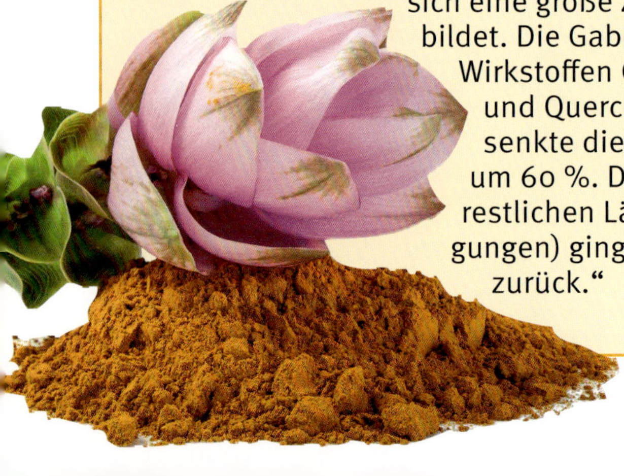

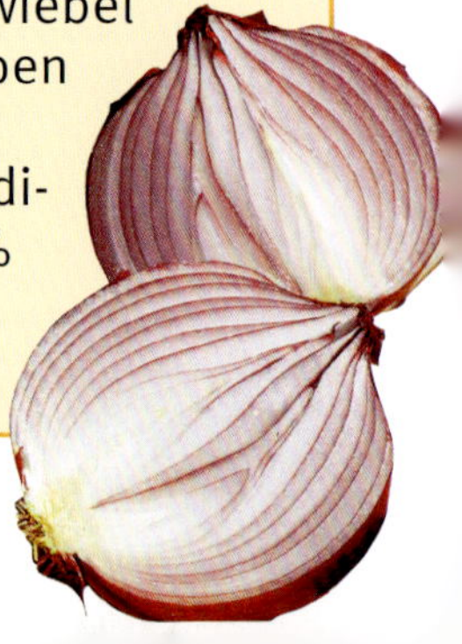

Auch im Rahmen von tierexperimentellen Untersuchungen konnte durch den Einsatz von Curcumin eine Reduktion in der Zahl von Adenomen erzielt werden. Bei Adenomen handelt es sich um Polypen, aus denen sich Darmkrebs entwickeln kann.[32]

Schützen Sie Ihren Darm auf einfache, sichere und natürliche Weise mit einer hochwertigen Curcumin-Nahrungsergänzung (wie BCM-95 Vollspektrum-Curcumin) – und blicken Sie der nächsten Vorsorgeuntersuchung gelassener entgegen.

## Curcumin ist die Geheimwaffe gegen Brustkrebs

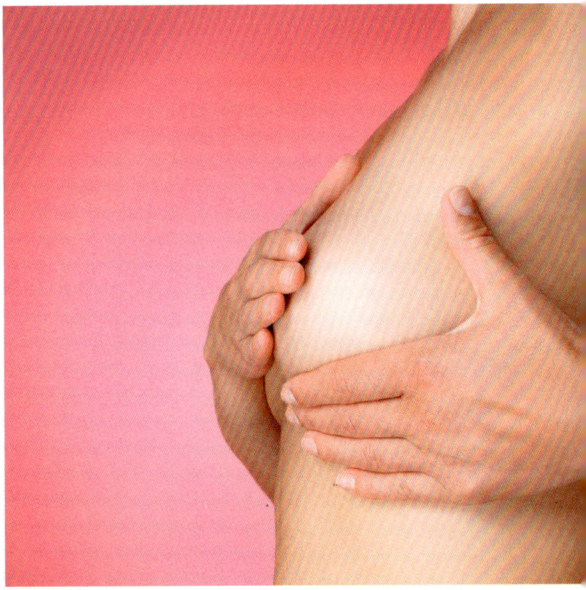

Viele Studien haben übereinstimmend einen Zusammenhang zwischen dem Brustkrebsrisiko und dauerhaft erhöhten Östrogenspiegeln ermittelt. Studien zeigen: Curcumin revidiert das durch Östrogen hervorgerufene Wachstum von Brustkrebszellen um sagenhafte 98 %![33] Italienische Forscher berichten außerdem, dass Curcumin gegen einen oft auftretenden Brustkrebszellentyp und eine Zellart, die Resistenzen gegenüber den üblichen Chemotherapiemedikamenten entwickelt hat, äußerst wirksam ist.[34] Diese Wirksamkeit gilt auch für eine Art von gegen mehrere Medikamente resistente Leukämiezellen.

Curcumin entfaltet seine erstaunliche Wirkung auch noch auf einem weiteren Weg: Denn es hemmt ganz offenbar die

Bildung und Ausbreitung von Metastasen bei Brustkrebs. Wissenschaftler der Universität von Texas in Houston konnten nachweisen, dass die Zahl der Tochtergeschwüre bei der Behandlung dank Curcumin signifikant niedriger war. Curcumin unterdrückt die Aktivität eines bestimmten Proteins, das bei der Entstehung von Metastasen eine wesentliche Rolle spielt.

**Fazit:**

Die Forschung zeigt, dass Curcumin in der Lage ist, seine Krebs bekämpfende Aktivität den Erfordernissen anzupassen.

**Mein Tipp:**

Sie können der Forschung einen Schritt voraus sein und sich schon heute mit hochpotentem Curcumin – mit allen Curcuminoiden und ätherischen Ölen – versorgen, so wie es mit dem einzigartigen BCM-95 Vollspektrum-Curcumin möglich ist.

## Breite Wirkung im Kampf gegen zahlreiche Krebsarten

Curcumin zeigt eine erstaunliche Bandbreite in Bezug auf den erfolgreichen Einsatz bei verschiedenen Krebsarten, so u.a. auch bei:

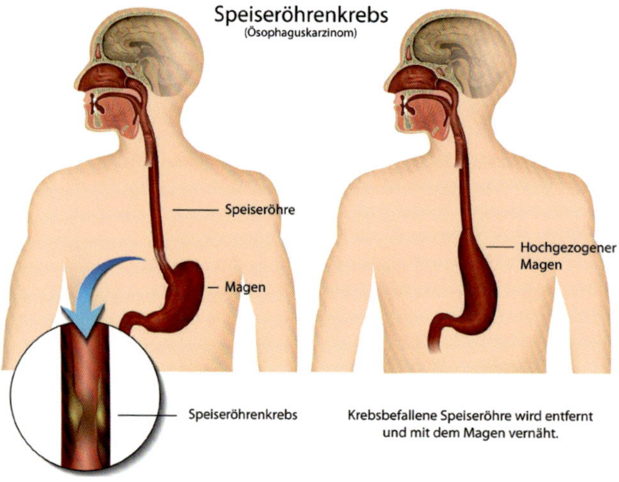


**Speiseröhrenkrebs:** Die Anzahl der Speiseröhrenkrebserkrankungen steigt stetig an, die Behandlungserfolge sind bis dato allerdings sehr mäßig. Zwei irländische Forscher vom Cork Cancer Research Centre in Irland haben die Zellen des Speiseröhrenkarzinoms mit Curcumin versetzt. Innerhalb eines Tages kam es zum Absterben der Zellen. Curcumin scheint das Ubiquitin-Proteasom-System der Krebszellen zu stören.[35] Über diesen Stoffwechselweg entsorgen Zellen „verbrauchte" Proteine. Eine Störung hat nach kurzer Zeit eine Ansammlung von Schadstoffen und den Tod der Zellen zur Folge. Proteasom-Inhibitoren gelten als vielversprechender Ansatz in der Krebstherapie. Die Natur macht es vor. Sie hat einen natürlichen Proteasom-Inhibitoren auf Lager: Curcumin!

**Hautkrebs:** Der gelbe Curryfarbstoff Curcumin wirkt gegen Hautkrebs, indem er das Wachstum von Krebszellen hemmt und ihr Absterben fördert. In Zellkulturen zeigte das Gelbwurzel-Pulver gleich zwei positive Eigenschaften gegen die Krankheit: Es mindert das Wachstum von Hautkrebszellen und regt Krebszellen zum „Selbstmord" an. Die Wachstumshemmung war dabei von der Dosis der Substanz abhängig, ergaben die Experimente. Zum Zelltod kam es, wenn eine hohe Curcumindosis für kurze Zeit oder eine geringe Menge für längere Zeit einwirkten.

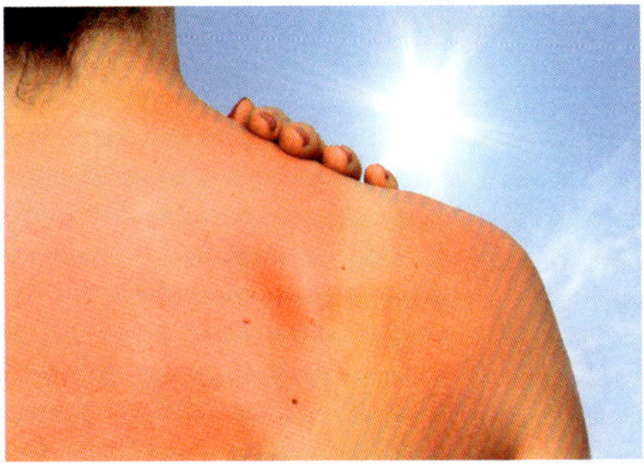

Curcumin unterdrückt dabei zwei bestimmte Proteine, die bei Krebszellen den Selbstmord verhindern. Dieser programmierte Zelltod schützt normalerweise den Körper vor der Verbreitung defekter Zellen.[36]

Die veröffentlichten Studien zur Aktivität von Curcumin bei Krebs zeigen bislang schon, dass Curcumin Brust-, Prostata-, Leber-, Haut-, Dickdarm- und Lungenkrebs erfolgreich bekämpfen kann.[37]

# Vorteile der multifaktoriellen Anti-Krebs-Kraft für Prävention und Therapie

Wie bereits vorher beschrieben, liegt ein erheblicher Nachteil des Einsatzes synthetischer Chemotherapeutika darin, dass die einzelnen Medikamente nur jeweils eine bestimmte molekulare Zielgröße angehen und damit der Komplexität des Krebsgeschehens nicht gerecht werden. Bei erkannter Resistenz ist daher eine Kombination gleich mehrerer Chemotherapeutika erforderlich, was gleichzeitig mit einer erhöhten Belastung des Patienten verbunden ist.[38]

Curcumin zeigt sich hier mit Blick auf sein breites Wirkspektrum deutlich überlegen, zumal mit seiner Anwendung keine Risiken und schädlichen Nebenwirkungen verbunden sind. Doch wie kann Curcumin eine dramatisch schützende Wirkung auf gesunde Körperzellen und gleichzeitig eine solch zerstörerische Wirkung auf Krebs haben? Curcumin hat mehrere „Waffen“, die es zum Schutz des Körpers vor Krebserkrankungen einsetzt, zeigt eine beinahe unglaubliche multifaktorielle Schlag- und Wirkkraft, die so von keiner Arznei und herkömmlichen Therapie erreicht wird und in diesem Punkt einer isolierten Standardtherapie bei weitem überlegen ist:

- **Curcumin verhindert die Krebsentstehung und das Wachstum der Krebszellen**
- **Curcumin zerstört die Krebszellen – fördert die Apoptose der entarteten Zellen**
- **Curcumin stoppt die Ausbreitung des Krebses im Körper – verhindert die Metastasierung**

- **Curcumin schaltet die körpereigenen Gene ein, die uns vor dem Krebs retten**
- **Curcumin bekämpt den Krebs auch in den Fällen, wo harte Chemotherapie versagt und steigert den Erfolg der herkömmlichen Chemotherapie**

### Curcumin verhindert die Krebsentstehung und das Wachstum der Krebszellen

Curcumin blockiert die Krebswachstumsfaktoren, indem es die Signale beeinträchtigt und so die Geschwindigkeit des Krebswachstums verlangsamt.[39]

Das Activating Protein 1 (AP-1) ist ein Transkriptionsfaktor, für den eine wesentliche Bedeutung im Hinblick auf Zellwachstum, Differenzierung, Tumorenstehung und -entwicklung nachgewiesen wurde. Es konnte gezeigt werden, dass der Einsatz von Curcumin die Entstehung von Lymphmetastasen bei Lungenkrebs allein und in der Kombination mit herkömmlichen Chemotherapeutika das Tumorwachstum und die Metastasenbildung hemmen kann.[40]

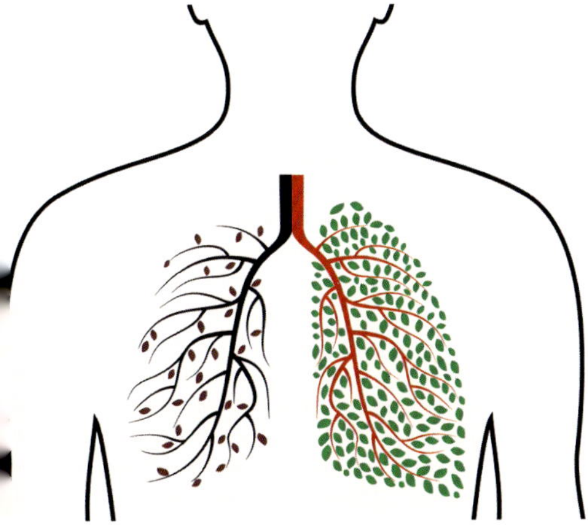

Im Rahmen einer tierexperimentellen Studie konnte durch die Anwendung von Curcumin die Größe der Lungentumore um durchschnittlich 36 % reduziert und die Überlebenschance um 300 % erhöht werden![41]

Im Rahmen einer weiteren tierexperimenteller Untersuchungen konnte auch gezeigt werden, dass die Anwendung von Curcumin die Entstehung und das Wachstum von Darmkrebszellen hemmen kann. Die Zahl der Darmtumore sank um 40 %. Unter Berücksichtigung weiterer Studien – auch Humanstudien – schließen die Forscher, dass auch bei einer herkömmlichen Chemotherapie der gleichzeitige Einsatz von Curcumin die bestgeeignete Behandlungsstrategie darstellt.[42]

Die herausragende Kraft gegen den Darmkrebs hängt wohl auch mit eine ganz besonderen Eigenschaft von Curcumin zusammen: Curcumin ist in der Lage, Darmkrebszellen für eine konventionelle Chemo- oder Strahlentherapie zu „sensibilisieren", so dass sie effektiver bekämpft werden können. In der Tat erweist sich die generell hohe Resistenz der Darmkrebszellen bei isolierter Chemo- oder Strahlentherapie als ein großes Problem im Rahmen der konventionellen Krebstherapie.[43]

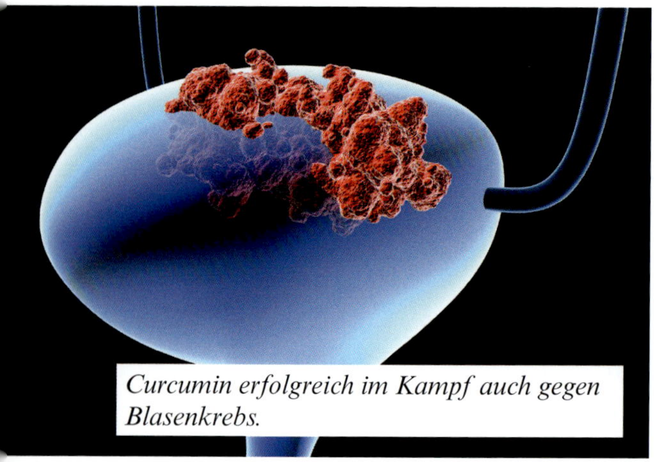

*Curcumin erfolgreich im Kampf auch gegen Blasenkrebs.*

Im Rahmen einer Tierstudie führte der Einsatz von Curcumin allein, aber auch der begleitende Einsatz zur konventionellen Chemotherapie, zur signifikanten Reduzierung der Blasentumorgröße.[44]

Laboruntersuchungen mit menschlichen Zellen sowie weitere tierexperimentelle Untersuchungen an der Columbia Universität in New York zeigten, dass Curcumin das Wachstum von Prostata-Krebszellen hemmt.[45]

Ferner wurde speziell für BCM-95 Vollspektrum-Curcumin eine präventive Wirkung bei oralem Krebs belegt. BCM-95 verhinderte, dass sich gefährliche Zell- und Gewebeschäden im Mundraum zu einem Krebs entwickelten.[46]

Curcumin hemmt zudem Substanzen, die Tumore veranlassen Blutgefäße wachsen zu lassen. Hintergrund: Tumore benötigen aufgrund ihres schnellen Wachstums mehr Blut als normale Zellen. Das erreichen sie, indem sie Substanzen namens Angiogenesefaktoren produzieren. Diese Angiogenesefaktoren verursachen eine Vergrößerung der Blutgefäße, die in den Tumor wachsen. So hat der Tumor Zugriff auf alle Nährstoffe, die er braucht.

Curcumin verlangsamt und hemmt diese Angiogenese, wodurch dem Tumor nicht mehr ausreichend Nährstoffe zur Verfügung stehen.[47] Ohne eine ausreichende Blutzufuhr können Tumore schlichtweg nicht weiter wachsen, daher ist die Hemmung der Angiogenese durch Curcumin ein wichtiger Faktor bei der Eindämmung des Tumorwachstums.

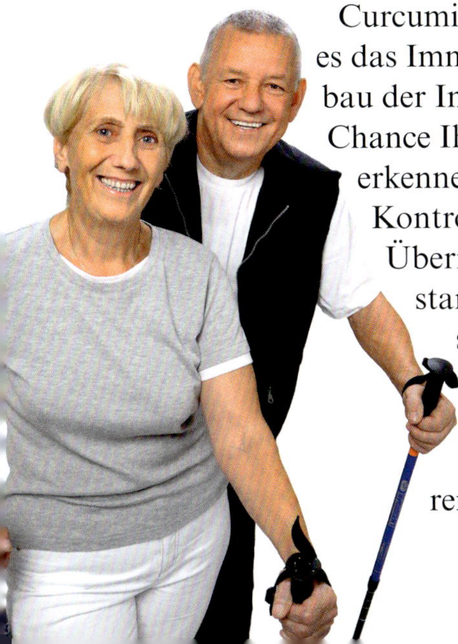

Curcumin bekämpft den Krebs auch, indem es das Immunsystem stärkt. Durch den Aufbau der Immunfaktoren verbessert sich die Chance Ihres Immunsystems, Krebszellen zu erkennen und zu zerstören, bevor sie außer Kontrolle geraten. Das ist keine große Überraschung, denn Curcumin ist ein starker Entzündungshemmer und ein starkes Antioxidans. Eine Studie beweist, dass Tiere, denen Curcumin gefüttert wurde, sehr hohe Spiegel Krebs bekämpfender Immunfaktoren im Blut hatten.[48]

## Curcumin zerstört die Krebszellen – fördert die Apoptose der entarteten Zellen

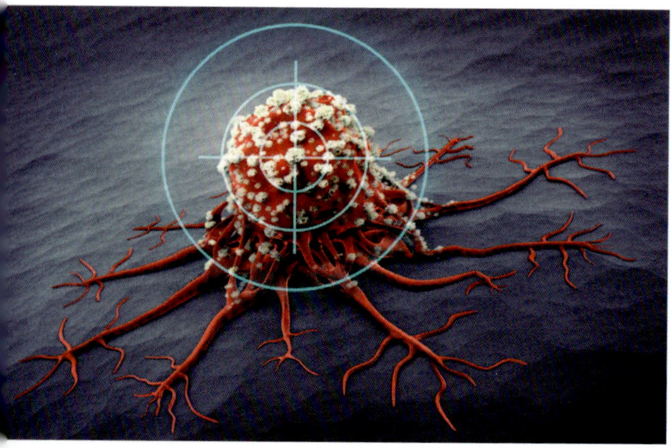

Curcumin veranlasst außerdem die Krebszellen, sich selbst zu zerstören. Dieser Selbstzerstörungsprozess (Apoptose) ist eine Kontrollfunktion des Körpers, die verhindert, dass sich beschädigte Zellen reproduzieren. Allerdings umgehen Krebszellen diese Apoptose, sodass sich die abnormalen Zellen weiter reproduzieren, bis sie zu einem Tumor werden. Curcumin hingegegen stellt die Fähigkeit der Zelle, zu erkennen, dass sie beschädigt ist, wieder her und löst so den Selbstzerstörungsmechanismus aus.[49]

Eine Studie der Universität von Texas zeigte, dass Curcumin jene entscheidenden Stoffe unterdrückt, mit deren Hilfe sich Tumorzellen am Leben halten. Es wurde gezeigt, dass Curcumin Melanome stoppen und die Krebszellen veranlaßt, sich selbst zu zerstören.[50]

Im Rahmen einer Studie des Cork Cancer Research Centre in Irland wurde festgestellt, dass Curcumin Krebszellen abtöten kann, im konkreten Fall die Zellen des Ösophaguskarzinoms (Speiseröhrenkrebs).[51]

In einer weiteren Studie an humanen Blasenkrebszellen konnte durch Einsatz von Curcumin, in Ergänzung zu einer konventionellen BCG-Therapie (abgeschwächter Stamm von

Mycobacterium bovis), der induzierte Tod der Krebszellen deutlich verstärkt werden.[52]

## Curcumin stoppt die Krebs-Ausbreitung im Körper – verhindert die Metastasierung

Curcumin blockiert zudem das Wachstum der Krebszellen und beugt so der Ausbreitung im ganzen Körper durch die Bildung von Metastasen vor.[53]

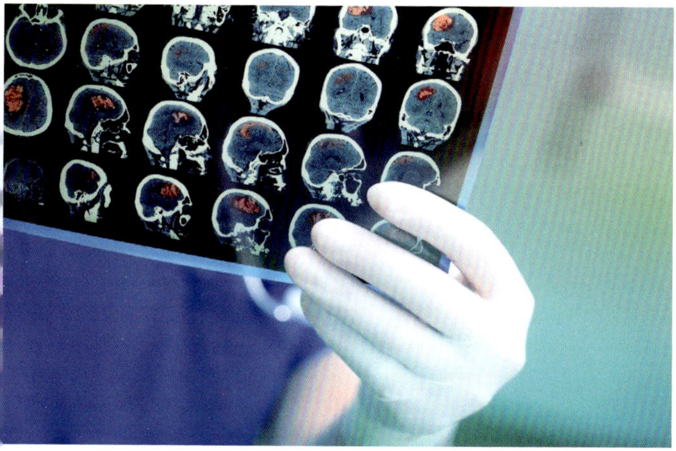

Eine große Rolle bei Tumorwachstum und der Metastasierung spielen die sog. MMP's (Matrix Metalloproteinasen), mit deren Hilfe die Krebszellen die extrazelluläre Matrix abbauen. Vereinfacht gesprochen: Die MMP's ermöglichen dem Tumor, das Kollagen (Bindegewebe) abzubauen, sich somit einen Weg durch den Körper zu bahnen und den Krebs zu streuen. In einer Studie konnte gezeigt werden, dass Curcumin die Aktivität der MMP's bei Prostatakrebs signifikant eindämmen kann.[54]

Eine weitere Studie belegt, dass Curcumin eine Ausbreitung/Metastasierung von Krebszellen – hier von menschlichen Lungenkrebszellen – unterbindet.[55] Forscher der University of Texas belegten die hemmende Wirkung von Curcumin auf Neurotensin: Dieses Hormon ist in der Lage, das Wachstum und die Metastasierung von menschlichen Darmkrebszellen zu fördern.[56]

Eine weitere Untersuchung brachte zum Vorschein, dass speziell BCM-95 Vollspektrum-Curcumin eine Metastasierung von Darmkrebszellen hemmt. In dieser Zellstudie wurde der wechselseitige Informationsaustausch menschlicher Darmkrebszellen und Bindegewebszellen bei der Krebsentstehung untersucht; gleichzeitig wurde BCM-95 Vollspektrum-Curcumin mit oder ohne dem Chemotherapeutikum 5-FU eingesetzt. Das Ergebnis: BCM-95 Vollspektrum-Curcumin unterdrückt den wechselseitigen Informationsaustausch zwischen Darmkrebszellen und Bindegewebsfibroblasten in der Tumormikroumgebung.[57]

Die Studie zeigt, dass Curcumin eine mögliche ernährungsmedizinische Krebstherapie bei Darmkrebs ist und die Metastasierung unterdrückt.

## Curcumin schaltet die körpereigenen Gene ein, die uns vor dem Krebs retten!

Unser Körper hat mit den Tumor-Unterdrückungs-Genen (Tumorsuppressoren) eine natürliche Fähigkeit, Krebs zu bekämpfen. Der Alterungsprozess und Umweltfaktoren können die Aktivität dieser Gene unterbinden beziehungsweise sie „in den Schlaf versetzen“, so dass das Wachstum und die Ausbreitung von Krebszellen ermöglicht werden.

Wissenschaftler haben nun herausgefunden, dass einer der Wege, auf dem Curcumin den Krebs bekämpft, die Wiedererweckung dieser „schlafenden Gene” ist, so dass sie den Krebs wieder bekämpfen können. Dieser Wirkmechanismus ist Gegenstand der epigenetischen Forschung, die den Weg zur Lösung einer Vielzahl von Krebstypen beziehungsweise -erkrankungen weisen könnte.[58]

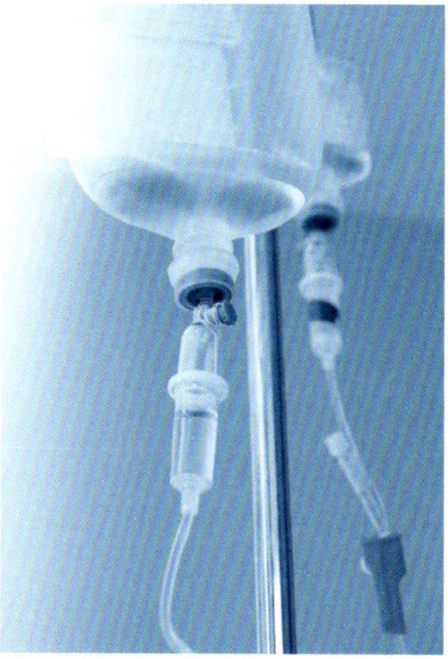

### Curcumin bekämpt den Krebs auch in den Fällen, wo harte Chemotherapie versagt und steigert den Erfolg der herkömmlichen Chemotherapie

Curcumin erhöht nachweislich die Sensitivität der Krebszellen gegenüber bestimmten Medikamenten, die üblicherweise angewandt werden, um Krebs zu bekämpfen, was die Chemotherapie in einigen Fällen effektiver macht.[59] So konnte im Rahmen von Studien festgestellt werden, dass Curcumin den Erfolg einer konventionellen Chemotherapie verbessern und gleichzeitig die gesunden Zellen vor den toxischen Effekten einer Chemo- und Strahlungstherapie schützen kann.[60] Speziell für BCM-95 Vollspektrum-Curcumin konnte gezeigt werden, dass dieses den Erfolg einer Chemotherapie mit 5-Fluorouracil bei Darmkrebs deutlich verbessern konnte.[61] Des Weiteren reduzierte der Einsatz von BCM-95 Vollspektrum-Curcumin die Nebenwirkungen einer Strahlentherapie bei Prostatakrebs.[62]

Zusammenfassend kann der begleitende Einsatz von Curcumin dazu führen, dass die erforderliche Dosis der Chemotherapeutika reduziert und gleichzeitig der Therapieerfolg verbessert werden kann – bei signifikant verminderten Nebenwirkungen.

**Diese Zitate bekannter Curcuminforscher betonen die sensationellen Effekte:**

Die Forscher sind fasziniert von der gigantischen Kraft dieses Zaubermoleküls, das so überragenden Zellschutz bietet:

Alle diese Studien unterstreichen, dass Curcumin ein enormes Potential in der Krebs-Prävention und -behandlung aufweist.[63]

Die prä-klinischen Studien mit einer Vielzahl unterschiedlicher Krebszellen, inkl. Brust-, Prostata-, Leber-, Bauchspeicheldrüsen-, Eierstock- oraler Epithelial- sowie Blutkrebs, belegen übereinstimmend die krebshemmenden Eigenschaften von Curcumin.[64]

**Tipp:**

Werden auch Sie zum begeisterten Curcumin-Verfechter. Denn Gesundheitsschutz kann nie früh genug beginnen!

# Curcumin bietet den effektiven Schutz vor Herzinfarkt und Schlaganfall

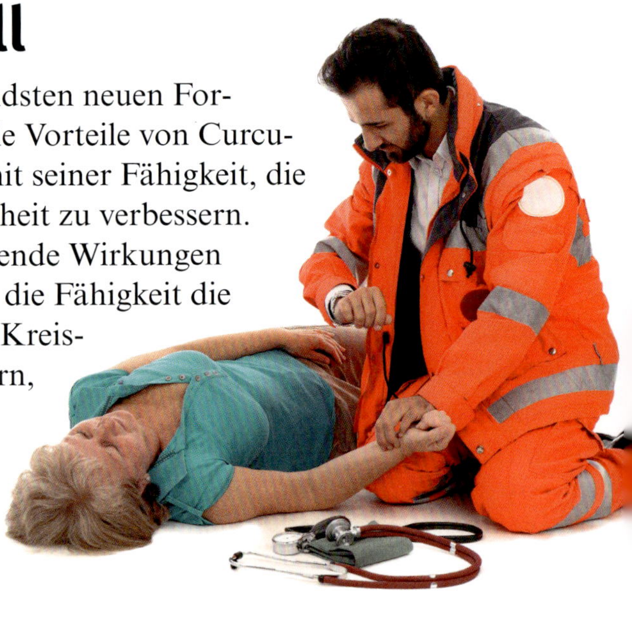

Einige der faszinierendsten neuen Forschungsarbeiten über die Vorteile von Curcumin beschäftigen sich mit seiner Fähigkeit, die Herz-Kreislauf-Gesundheit zu verbessern. Wie viele andere schützende Wirkungen von Curcumin, ist auch die Fähigkeit die Funktionsfähigkeit des Kreislaufsystems zu verbessern, vermutlich durch seine starke antioxidative Aktivität bedingt. Lesen Sie selbst, was Curcumin lebensrettendes bewirken kann:

Forscher aus Ägypten haben im Rahmen tierexperimenteller Studien festgestellt, dass Curcumin vor oxidativen Stress-

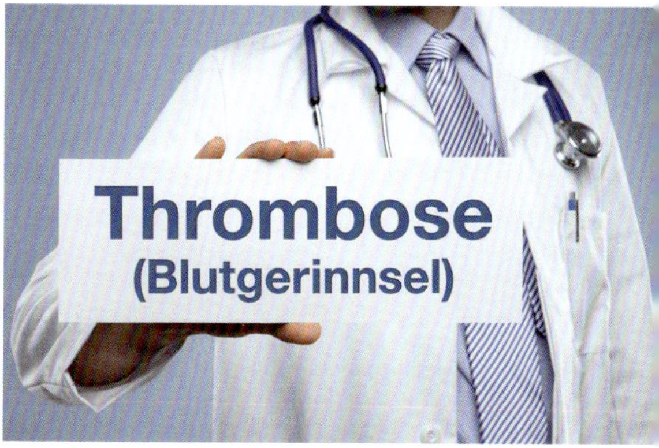


verletzungen nach einem Schlaganfall schützte. Ein Schlaganfall ist ein häufiges Resultat einer Thrombose und/oder Arteriosklerose (Arterienverkalkung), die zu einer Verstopfung der Arterien führen, die das Gehirn mit lebenswichtigem Sauerstoff und Nährstoffen versorgen. Man glaubt, dass solche Verletzungen für viele Defizite, die man bei Schlaganfallopfern beobachten kann, verantwortlich sind. Diese Schäden sind als Ischämie/Reperfusionsverletzung bekannt.

Nur der Einsatz von Curcumin reduzierte den Ischämie/Reperfusionsschaden, die neurologischen Defizite und die Todesfälle bei Tieren mit experimentell herbeigeführtem Schlaganfall dramatisch.[65]

## Curcumin senkt das Risiko für Herzversagen

In einem anderen Versuch haben Forscher Mäusen mit vergrößerten Herzen (Hypertrophie) Curcumin verabreicht. Die erstaunliche Folge: Die Herzfunktion wurde wieder hergestellt und die Narbenbildung reduziert, so die Forscher im Fachmagazin Journal of Clinical Investigation.[66]

Forschungsleiter Peter Liu (wissenschaftlicher Direktor der Canadian Institutes of Health Research – Institute of Circulatory and Respiratory Health) betonte, dass Curcumin ein sicheres und wirkungsvolles Mittel ist, um in Zukunft Herzversagen vorzubeugen, da es natürlich vorkommt und kostengünstig verfügbar ist.

Die kanadischen Forscher fanden heraus, dass Curcumin wirkt, indem es die abnormale Auflösung der Chromosome unter Stress sowie eine übermäßige Produktion abnormaler Proteine verhindert.

**Achtung! Currygewürze und einfache Kurkuma-Pulver sind nicht jedermanns Sache:**

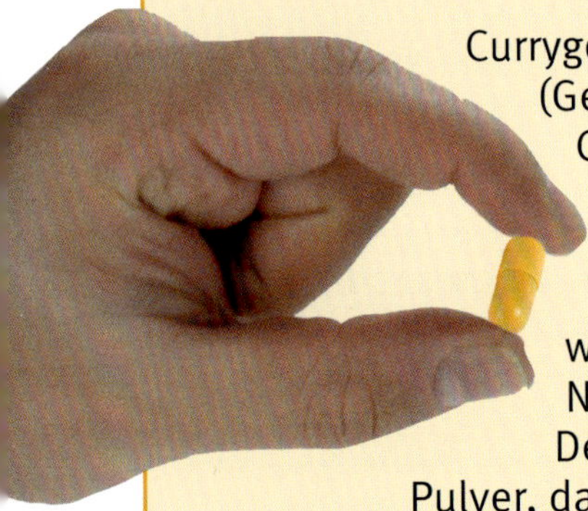

Currygerichte sind natürlich nicht jedermanns (Geschmacks-)Sache. Und selbst wenn Sie Currygerichte mögen: Würden Sie es JEDEN Tag essen wollen? Sicher nicht. Daher raten Experten den Verbrauchern, die von den Vorteilen von Curcumin profitieren wollen, es eher in Form einer hochwertigen Nahrungsergänzung zu sich zu nehmen. Denn die Menge von Curry oder Kurkuma-Pulver, das Sie zum Kochen verwenden, führt in diesen großen Mengen zu Magenirritationen. Nicht aber der komplexe Extrakt in Kapselform, denn er passiert den Magen und entfaltet seine Wirkung erst im Darm.

## Curcumin für gesunde Cholesterinspiegel und zur Prävention von Arteriosklerose

Arteriosklerose ist eine häufige Störung, die mit der Alterung, Diabetes, Fettleibigkeit und einer Ernährung mit vielen gesättigten Fetten verbunden ist. Sie beginnt schrittweise, wenn Cholesterin und andere Fette sich an den Arterienwänden ablagern und schädliche Plaque (Beläge) bilden. Oxidierte Fette spielen eine besonders schädigende Rolle bei dem Fortschreiten von Arteriosklerose. Wenn die Plaque wächst, kann sich die Gefäßwand schließlich verdicken und steif werden, was den Blutfluss in die Zielorgane und das Zielgewebe einschränkt.

Arteriosklerose ist die Hauptursache für Herzkrankheiten und kann auch zu einem Schlaganfall führen. Wenn arteriosklerotische Plaque den Blutfluss zum Herzen einschränkt und so dem Herzmuskel lebenswichtigen Sauerstoff und Nährstoffe entzieht, stirbt das Herzgewebe. Angina pectoris (anfallartige Herzschmerzen) und Herzinfarkte sind die Folge. Da Curcumin ein natürlich vorkommendes, gut verträgliches Antioxidans ist, das in der Lage ist, die gefährlichen Freien Radikale zu zerstören, hat es auch ein enormes Potenzial im Kampf gegen Herzkrankheiten.

Noch faszinierender als seine Fähigkeit, die Peroxidation (bei der Peroxidation schädigen Freie Radikale bestimmte Fette, was zu einer Zellschädigung führt) zu begrenzen, ist die Erkenntnis, dass Curcumin die Spiegel des („guten") HDL-Cholesterins erhöht und gleichzeitig den („schlechten") LDL-Spiegel senkt. Aus einer kleinen Studie berichteten die Forscher einen hoch signifikanten Anstieg der HDL-Spiegel von 29 % bei den Probanden, die ein halbes Gramm (500 Milligramm) Curcumin täglich über sieben Tage hinweg konsumierten. Die Probanden wiesen auch einen Rückgang der Gesamtcholesterinspiegel im Serum um mehr als 11 % und einen Rückgang der Lipidperoxide (Lipidperoxide entstehen bei der Oxidation von mehrfach ungesättigten Fettsäuren durch Radikale) um 33 % auf.[67]

Im Rahmen einer Studie wurde Curcumin mit dem cholesterinsenkenden Medikament Lovastatin verglichen. Die Wissenschaftler stellten fest, dass Curcumin vor den Folgen einer cholesterinreichen Ernährung ebenso gut schützt wie Lovastatin, hierbei die Triglyceridspiegel senkte und gleichzeitig die Spiegel des guten HDL-Cholesterins erhöhte.

Daneben hemmte Curcumin den chronischen Entzündungsprozess als ursächlichen Faktor für die Bildung arteriosklerotischer Plaquebildung, die letztlich zu einem Herzinfarkt führen kann.[68]

In einer weiteren Untersuchung brachte der Einsatz von Curcumin schon nach 11 Wochen eine deutliche Senkung der Lipidperoxid-Konzentration im Blut, und zwar um bis zu 60 % und reduzierte damit das Risiko für eine Arteriosklerose erheblich.[69]

Desweiteren zeigte sich, dass Curcumin auch die Triglyceridwerte um 27 % senken kann.

Viel zu lange konzentrierte sich die Diskussion auf die potentiell schädlichen Effekte von LDL-Cholesterin, doch deutet die aktuelle Forschung darauf hin, dass die Senkung erhöhter Triglyceridspiegel bei der Kontrolle der Herz-Kreislauf-Risiken sogar eine noch bedeutendere Rolle spielt. Eine Studie zeigt, dass hohe Triglyceridwerte das Risiko für eine Herzattacke fast verdreifachen können.[70] Demnach senkt Curcumin, mit seiner Eigenschaft Triglyceride zu reduzieren, auch das Risiko für eine Herzerkrankung in einem erheblichem Umfang.

In einer Studie wurden 72 Typ II Diabetikern über einen Zeitraum von 8 Wochen täglich entweder Curcumin, das Pharma-Präparat Atorvastatin (ein Medikament zur Senkung des Cholesterinspiegels) oder ein Placebo verabreicht. Durch die Anwendung von Curcumin konnten der Gesamtcholesterinspiegel (um minus 5 %), das schlechte LDL-Cholesterin (um minus 7,5 %) und die Blutfettwerte (um minus 6 %) gesenkt sowie die Endothelfunktion signifikant verbessert werden. Das Endothel ist die Zellschicht, die unsere Blutgefäße von innen auskleidet. Verschiedene Risikofaktoren können die Funktion des Endothels beeinträchtigen, dazu zählen insbesondere auch die hohen Glukosespiegel bei Diabetes mellitus: Die

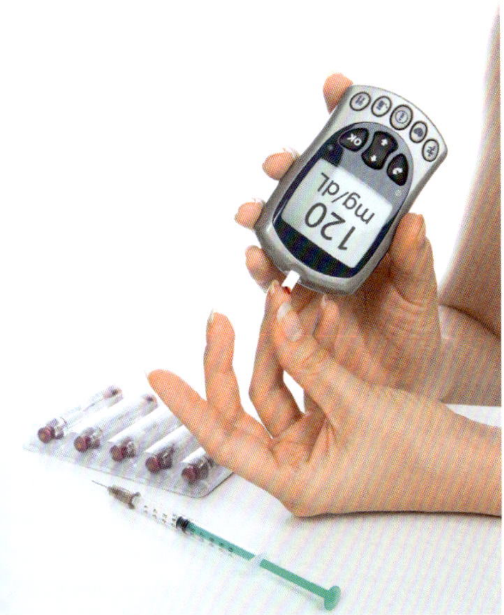


erhöhten Blutzuckerspiegel bei Diabetikern führen zu vermehrtem oxidativen Stress und so zu Endothelstörungen, die mit steigendem Blutdruck verbunden sind und auch das Risiko für das Entstehen von Arteriosklerose erhöhen.[71]

Nutzen Sie dieses Wissen: Schützen Sie Ihr Herz mit Curcumin und bewahren Sie so Ihre Lebensfreude! Und genau, wie Sie bei Ihrem Auto auf die Zusammensetzung und Qualität des Öls achten, tun Sie das Gleiche bei Curcumin: Wichtig ist: Curcuminoide und ätherische Öle. Alles andere ist minderwertig.

# Curcumin hilft auch bei Diabetes und verhindert gefährliche Folgeerkrankungen

Die Zahl der Fälle von Diabetes mellitus Typ II steigt derzeit in nie zuvor da gewesenem Ausmaß an. Auch wenn Diabetes eine Störung des Blutzuckerstoffwechsels ist, spielen Entzündungen bei der Entstehung und im weiteren Verlauf der Erkrankung eine beträchtliche Rolle. Nicht wenige Forscher sind sogar der Ansicht, dass chronische, stille – weil lange Zeit unbemerkte – Entzündungen, vor allem in Verbindung mit Übergewicht, die hauptsächliche Ursache von Insulin-Resistenz und folglich auch von Diabetes Typ-2 sind.

Im Rahmen einer Studie wurde festgestellt dass Curcumin genauso starke Effekte zeigte, wie das Diabetes-Medikament Rosiglitazon (Avandia), und zwar sowohl im Hinblick auf eine verbesserte Insulin-Sensitivität, als auch bei Senkung von Entzündungsmarkern und der Blutfettspiegel.[72] Ähnlich positiv sind auch die Ergebnisse weiterer Studien zur Verbesserung der Insulinsensitivität und einer Reduzierung der Blutzuckerspiegel.[73]

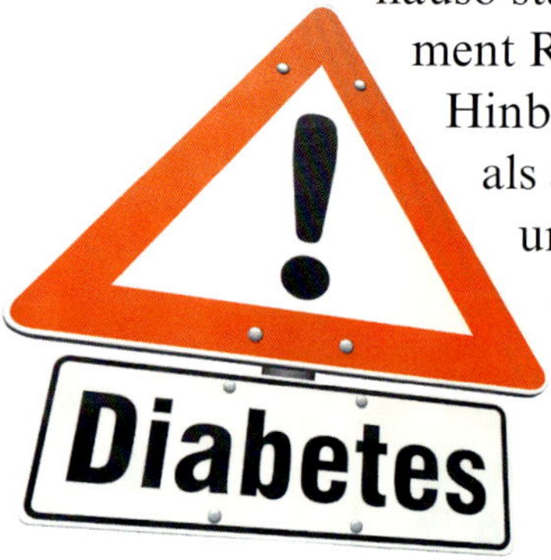


Darüberhinaus wurde in Studien festgestellt, dass Curcumin ebenso effektiv vor diabetischen Folgeerkrankungen schützen kann, wie zum Beispiel einer diabetischen Retinopathie, Schädigungen des Gehirns und der Nerven (Neuropathien) sowie von Herzerkrankungen.[76]

# Macht Curcumin Schluss mit der Angst vor schleichender Demenz und Alzheimer?

Unter den vielen Vorteilen von Curcumin nimmt der Schutz vor neurologischen Erkrankungen einen Spitzenplatz ein. „Curcumin hat mindestens 10 bekannte neuroprotektive Wirkungen, und viele von diesen könnten bei [lebenden Objekten] realisiert werden …“ schrieben amerikanische Wissenschaftler in »Advances in Experimental Medicine and Biology«. „Curcumin aus der Nahrung ist ein starker Kandidat“, fügten sie hinzu, „für die Prävention oder Behandlung der wichtigsten behindernden, altersbedingten, neurodegenerativen Krankheiten, wie Alzheimer, Parkinson und Schlaganfall.“[75]

Diese Wissenschaftler stehen mit ihrer Beurteilung des Potenzials von Curcumin zum Schutz vor diesen gefürchteten

Krankheiten, wie Alzheimer, nicht alleine da. Zahlreiche Forscher untersuchen momentan die schützenden Aktivitäten von Curcumin für das Nervensystem und die gesunde Gehirnfunktion:

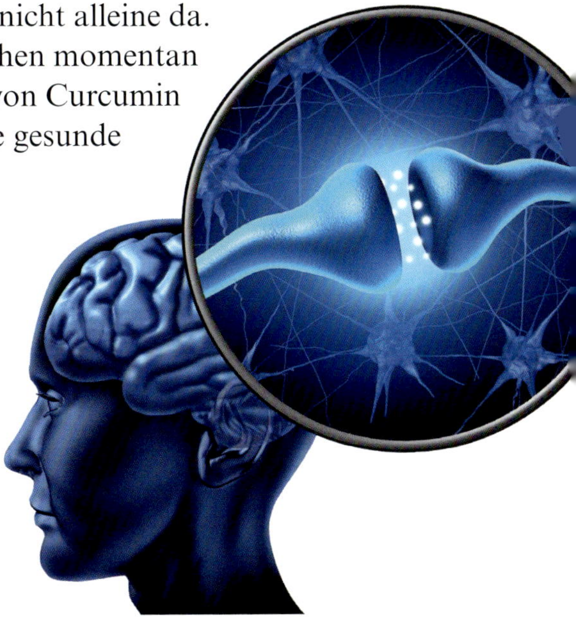

Südafrikanische Forscher erforschten, ob Curcumin das Gehirn von Nagern vor einer Bleivergiftung schützen könnte. Das Gehirngewebe ist zu großen Teilen aus Lipiden zusammengesetzt, daher ist die Zerstörung dieser Fette durch Blei, das wir heutzutage mit der Nahrung aufnehmen, besonders gefährlich.[76] Durch die Zugabe von Curcumin zum Futter der Versuchstiere wurde die Bleivergiftung durch eine Erhöhung der Konzentrationen des körpereigenen Antioxidants Glutathion erheblich reduziert.[77]

Dies stützt die These indischer Forscher, die zuvor berichtet hatten, dass Curcumin die Konzentrationen von Glutathion und zwei potenten antioxidativen Enzymen, Superoxid Dismutase und Katalase, im Gehirn von Nagern mit einer Bleivergiftung erhöhte, was die bleibedingten Schäden deutlich abmilderte.[78]

Andere Forscher haben bewiesen, dass Curcumin sich an toxische Schwermetalle, wie Blei und Kadmium, binden kann, was deren Toxizität im neurologischen Gewebe stark verringert.[79]

Außerdem haben Wissenschaftler berichtet, dass Curcumin das Gehirngewebe vor oxidativem Stress schützt, indem es die Produktion eines schützenden Enzyms, Hämoxygenase-1 (HO-1), fördert. Dieses Enzym spielt im zentralen Nervensystem eine zentrale Rolle für den Schutz von Neuronen, die der Gefahr der Oxidation durch Freie Radikale ausgesetzt sind.[80] Eine Verletzung des Gehirns wird oft durch oxidativen Stress hervorgerufen. In Tierversuchen zeigten US-amerikanische Forscher, dass eine „Ergänzung der Nahrung mit Curcumin die oxidativen Schäden dramatisch reduzierte … und einer durch [eine traumatische Gehirnverletzung] verursachten kognitiven Störung entgegen wirkte."[81]

Das heißt: Curcumin schützt Ihr Gehirn. Was das konkret für Sie und den Schutz vor oder der Heilung bestimmter degenerativer Erkrankungen heißt, erfahren Sie direkt im Anschluss:

## Der gelbe Zauberstoff, der Ihre grauen Zellen auf Trab hält!

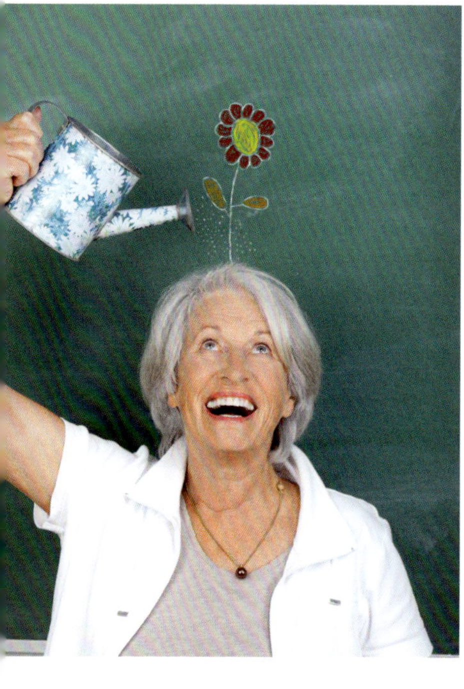

Selbst ohne eine Verletzung oder eine Erkrankung wie Alzheimer ist der Verlust der kognitiven Fähigkeiten, also z. B. Wahrnehmen, Erkennen, Denken, eine typische altersassoziierte Erscheinung. Der Gedächtnisverlust beginnt ca. im Alter von 50 Jahren. Bis zum Alter von 80 Jahren ist dieser „Verfall" soweit fortgeschritten, dass fast die Hälfte der Menschen irgendeine Form von Demenz hat.[82]

Die Suche nach einem Mittel, dass diesen Prozess stoppt, hat asiatische Wissenschaftler dazu veranlasst, eine epidemiologische

Studie über den Currykonsum und die kognitiven Funktionen bei älteren Menschen durchzuführen. Sie fanden heraus, dass die Männer und Frauen, die „gelegentlich", „oft" oder „sehr oft" Curry zu sich nahmen, bei einem Test des geistigen Status deutlich bessere Werte erzielten als die Probanden, die „nie oder selten" Curry verzehrten. Die Erkenntnis: Das im Gewürz enthaltene Curcumin schützt alternde Gehirne vor einem Verfall der kognitiven Fähigkeiten.[83]

Oft bietet die Natur eben eine bessere Hilfestellung, als die pharmazeutische Medizin. Und das ganz einfach darum, weil die notwendigen komplexen Zusammensetzungen in der Natur – so wie im Falle von hochwertigem BCM-95 Vollspektrum-Curcumin – schon existieren.

## Curcumin – neue Hoffnung im Kampf gegen Alzheimer & Co.

Die Alzheimer-Krankheit ist eine neurodegenerative Störung, die zu einem fortschreitenden Gedächtnisverlust, Persönlichkeitsveränderungen und einem kognitiven Verfall führt.

Allein für Europa rechnen Experten mit einem Anstieg der Neuerkrankungen an Demenz von 1,9 Millionen in 2000 auf 4,1 Millionen bis zum Jahr 2050 – ein Zuwachs von mehr als 100 %![84]

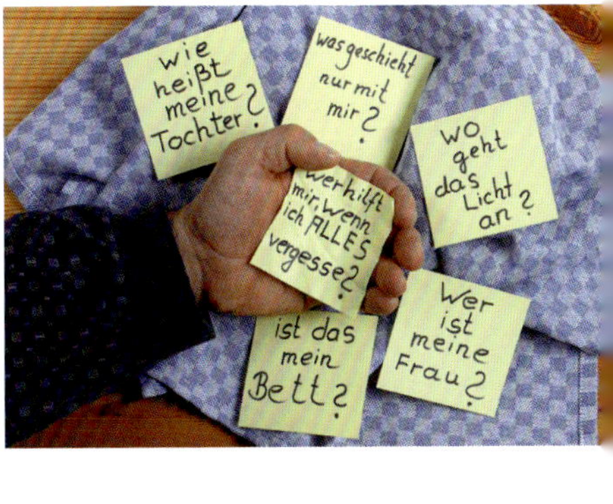
wie heißt meine Tochter?
was geschieht nur mit mir?
wo geht das Licht an?
wer hilft mir, wenn ich ALLES vergesse?
ist das mein Bett?
Wer ist meine Frau?

Die Zahl der weltweiten Alzheimer-Patienten steigt nach weiteren Schätzungen sogar von 26,6 Millionen (2006) bis auf mehr als 100 Millionen im Jahr 2050![85]

Gleichzeitig zeigt die Statistik, dass die Häufigkeit von Alzheimer in der Altersgruppe der 70- bis 79-jährigen in den USA um das 4,4-fache größer ist, als in Indien, also dort, wo in großer Menge Curcumin aufgenommen wird.[86]

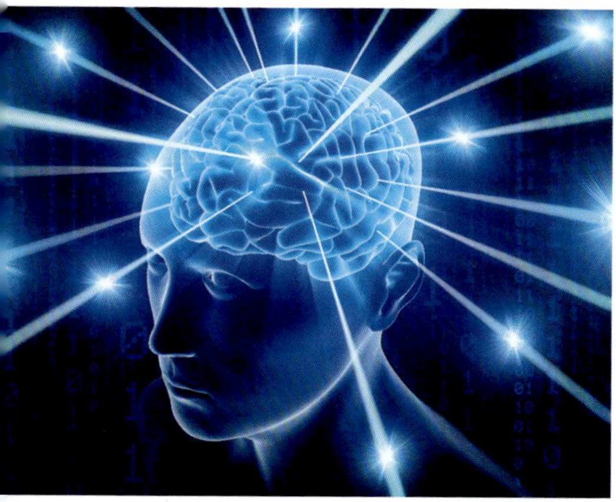

Zahlreiche Wissenschaftler sind daher davon überzeugt, dass Curcumin künftig eine immer größere Rolle in der natürlichen Prävention und Behandlung von Alzheimer spielen wird. Dafür sprechen in besonderer Weise die zahlreichen spezifischen Eigenschaften dieses Naturstoffs, die gerade bei dieser „Volkskrankheit des 21. Jahrhunderts" zum Tragen kommen. Denn neben seiner hohen antioxidativen und antientzündlichen Potenz spielt hier insbesondere die Fähigkeit zur Hemmung so genannter beta-amyloider Plaquebildung eine große Rolle. Die erhöhte Ansammlung bzw. Ablagerung dieses Peptids im Gehirn ist charakteristisch für die Alzheimer-Krankheit. Normalerweise identifizieren Immunzellen diese defekten Proteine, hüllen sie ein und zerstören sie. Aber aus Gründen, die noch nicht ganz klar sind, sind bei der Alzheimer-Krankheit die Immunzellen nicht in der Lage, diese lebenswichtige Funktion auszuführen.[87]

Die Ablagerungen stören die Kommunikation zwischen den Nervenzellen, die über Botenstoffe (Neurotransmitter) stattfindet. Die Nervenzellen werden geschädigt und sterben dann ab.

## Gefährliche Alzheimer-Plaque um 30 % reduziert!

Im Rahmen tierexperimenteller Studien haben Wissenschaftler gezeigt, dass Curcumin die Entfernung des fehlgeformten

Proteins beta-Amyloid verstärkt. Das hängt mit der Fähigkeit von Curcumin zusammen, die Blut-Gehirn-Schranke zu durchdringen und sich direkt an die Ablagerungen zu binden.[88] Auch im Rahmen einer Humanstudie konnte gezeigt werden, dass eine höhere Curcumin-Aufnahme beim Abbau dieser Plaque helfen kann.[89]

Eine weitere Untersuchung zeigte, dass mit Hilfe von Curcumin die beta-amyloide Plaquebildung sogar um 30 % reduziert werden konnte.[90] Zudem zeigte eine Humanstudie mit dem speziellen BCM-95 Vollspektrum-Curcumin positive Effekte in Bezug auf die amyloide Plaquebildung und einen deutlich verbesserten antioxidativen Status bei den Studienteilnehmern.[91]

## Curcumin sorgt sogar für die Bildung neuer Gehirnzellen!

Forscher der Universität von Florida entdeckten, was nahezu ausgeschlossen galt: Curcumin ist in der Lage, die Bildung neuer Neuronen (Gehirnzellen) zu stimulieren, und zwar vor allem in jenen Gehirnregionen, die sich für das intakte Gedächtnis verantwortlich zeichnen.[92]

Fazit: Vielversprechende Forschung weist darauf hin, dass Curcumin großes Potential hat, die Entfernung einer abnormalen Ansammlung von beta-Amyloid im Gehirn von Alzheimerpatienten zu unterstützen. Curcumin schützt Sie somit vor der Entwicklung der Alzheimer-Krankheit und könnte sogar helfen, den Krankheitsprozess umzukehren, wenn er bereits begonnen hat.Wann schützen auch Sie Ihr Gehirn mit diesem lebenswichtigen Stoff?

## Curcumin bietet den Ausweg aus der Pharma-Sackgasse!

Die chronische Entzündung der Nervenzellen gehört zum

typischen Krankheitsbild von Alzheimer. Es überrascht daher nicht, dass Curcumin aufgrund seiner ausgezeichneten anti-entzündlichen Eigenschaften eine wichtige Rolle im Kampf gegen diese Krankheit spielt. Eine pharmaorientierte Behandlung erfolgt hier typischerweise mit so genannten nicht-steroidalen, entzündungshemmenden Schmerzmitteln (wie z. B. Ibuprofen) – deren regelmäßige Einnahme jedoch zu schweren Nebenwirkungen, insbesondere auf die Nieren, die Leber und den Magen-Darm-Trakt führen kann![93]

Auch wurde im Rahmen einer Humanstudie gezeigt, dass die typischerweise eingesetzten Pharma-Präparate – hier Rofecoxib und Naproxen – im Vergleich zu einem Placebo keine signifikante Verbesserung der Symptome von Alzheimer-Patienten brachten, jedoch mit starken Nebenwirkungen verbunden waren.[94]

Nur Curcumin konnte die Wissenschaftler überzeugen. Denn es wirkt. Und das ganz ohne schädliche Nebenwirkungen!

# Erfolgreich im Kampf gegen die stille Volkskrankheit Depression

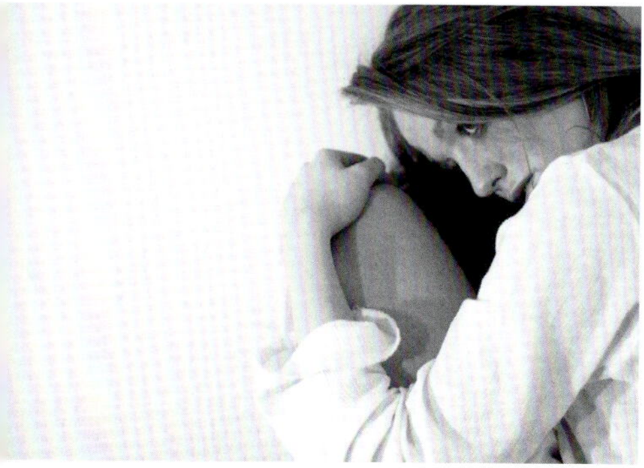

Niedergeschlagen, traurig, bedrückt, antriebslos, unglücklich – wir alle kennen Tage, an denen wir zu nichts zu gebrauchen sind. Betrübt, lustlos und in schlechter Tagesform sind wir froh, wenn der Tag endlich vorüber ist. Am nächsten Morgen ist es meistens wieder besser. Jeder hat mal eine depressive Phase, die nach kurzer Zeit wieder vorbeigeht.

Doch bei manchen hält der Zustand an. Zieht sich über Tage, Wochen und Monate. Die Welt wird trist und trostlos. Aus einer depressiven Phase ist eine ausgewachsene Depression geworden.

Die tragischen Folgen: Vereinsamung und Unzufriedenheit, die im schlimmsten Fall bis zum Suizid führen können. Häufig können sich Betroffene aus eigener Kraft nicht wieder aus ihrem anhaltenden Stimmungstief befreien.

Depressionen waren lange Zeit ein Tabuthema. Doch seit einigen Jahren, wird immer offener in der Gesellschaft darüber diskutiert. Sportler, Schauspieler und andere Personen des öffentlichen Lebens bekennen sich zu ihrem Leiden und ermutigen Betroffene Hilfe zu suchen.

## Besonders verbreitet: Altersdepression

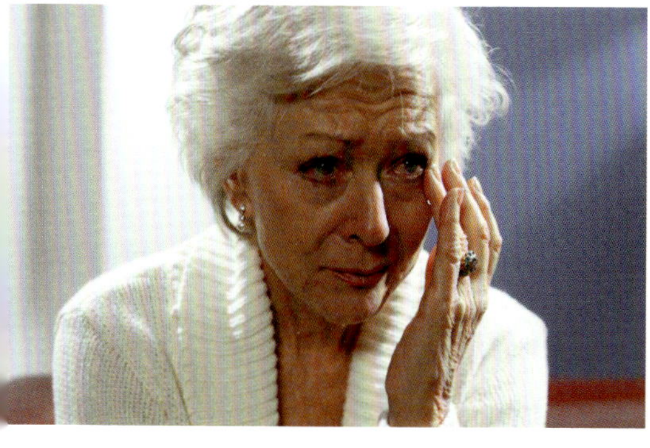

Depressionen gibt es in allen Altersgruppen. Besonders verbreitet sind sie jedoch bei älteren Menschen, wobei von einer erheblichen Dunkelziffer ausgegangen werden muss. Denn der Übergang von einer normalen Phase der Niedergeschlagenheit hin zu einer Depression ist fließend. Experten schätzen die Prävalenz von Depressionen bei älteren Menschen auf 8 % bis 10 %. Bei Personen, die in Heimen leben, wird von einer Prävalenz depressiver Symptome von bis zu 50 % und von schwerer Depression zwischen 15 % und 20 % ausgegangen.[95]

Das Fatale: Depressive Phasen im Alter dauern länger und werden häufig nicht richtig behandelt.

Viele sehen sie als „normale“ Probleme und Konflikte, die mit dem Älterwerden einhergehen. Denn mit dem Renteneintritt schwindet oft der gesellschaftliche Einfluss und der Verlust von Zukunft und Verantwortung kann zudem katastrophale Folgen für das Selbstwertgefühl haben.

Wer dann noch chronisch krank ist, finanzielle Probleme hat oder seinen Lebenspartner verliert, hat ein hohes Risiko, auch als Hochbetagter noch an einer Depression zu erkranken. Der lang ersehnte Altersruhestand kann beispielsweise depressionsauslösend wirken, da der angestammte Platz im (Berufs-)Leben verloren geht und viele das Gefühl haben, kein vollwertiges Mitglied der Gesellschaft mehr zu sein. Die Folge ist oftmals eine Abnahme der sozialen Kontakte und eine Lebenssinnkrise.

Depression ist eine den Betroffenen hochgradig schwächende und überaus schwer zu behandelnde Erkrankung. Viele Patienten, die ein rezeptpflichtiges Medikament gegen ihre Depression nehmen, erfahren hierdurch keine nachhaltige Besserung, bei den verbleibenden Betroffenen sind allenfalls nur geringe Fortschritte feststellbar. Mit Blick auf diesen nur eingeschränkten therapeutischen Erfolg wiegt es umso schwerer, dass die medikamentöse Behandlung mit erheblichen Nebenwirkungen verbunden sein kann, darunter Übelkeit, Gewichtszunahme, Schwindel, trockener Mund, Sehstörungen und Schlaflosigkeit.

## BCM-95 Vollspektrum-Curcumin mit herausragenden Studienergebnissen

Es ist bekannt, dass Curcumin auch im Bereich der neurologischen Erkrankungen mit großem Erfolg eingesetzt werden kann. So lag die Vermutung nahe, entsprechende positive Effekte auch in der Behandlung von Depressionen erzielen zu können.

Dies zum einen aufgrund der überragenden anti-entzündlichen Eigenschaften von Curcumin, spielen chronische Entzündungen doch auch bei der Entstehung von Depressionen eine entscheidende Rolle. Zum anderen ist Curcumin in der Lage, die Spiegel und Aktivität der Neurotransmitter im Gehirn zu modulieren.

Neurotransmitter sind chemische Informationsträger und -vermittler, die die Reize beziehungsweise Informationen zwischen den einzelnen Neuronen weiterleiten. Zu diesen Botenstoffen gehören unter anderem auch Serotonin, Noradrenalin und Dopamin, mithin also alle jene Stoffe, die unseren Gemütszustand, Verhalten, Appetit, Emotionen, Träumen und Gedächtnis steuern und beeinflussen. Schon im Rahmen einer tierexperimentellen Untersuchung konnte gezeigt werden, dass Curcumin insbesondere auch den Spiegel des „Glückshormons" Serotonin erhöhen und daneben auch typische Symptome einer Depression lindern kann.[96]

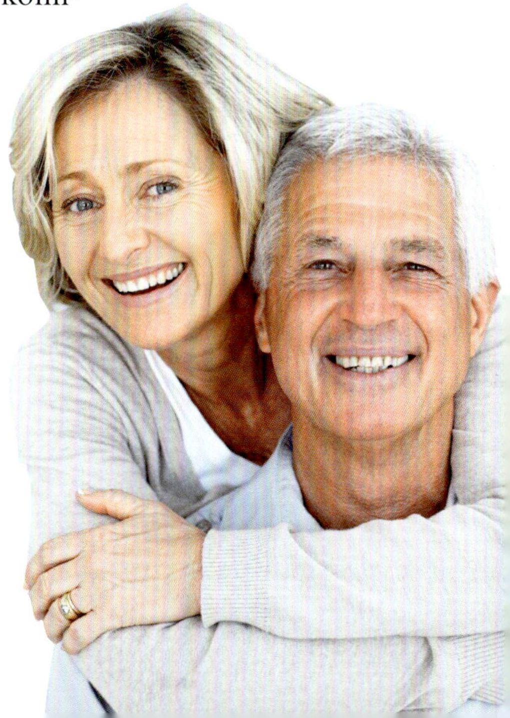

Diese ersten positiven Ergebnisse wurden dann im Rahmen klinischer Studien eindrucksvoll bestätigt: Im Rahmen einer klinischen Studie erhielten jeweils 20 Patienten mit diagnostizierter Depression über 6 Wochen entweder das chemische Antidepressivum

Fluoxetin, BCM-95 Vollspektrum-Curcumin oder beides. Im Ergebnis zeigte sich eine dem Medikament vergleichbar hohe Effektivität des natürlichen Curcumin-Extraktes.

**Dieses Ergebnis muss als absoluter Durchbruch bezeichnet werden:** Denn während die Einnahme von Fluoxetin mit zum Teil gravierenden Nebenwirkungen verbunden sein kann (Müdigkeit, Appetitlosigkeit, Schlaflosigkeit, Angst, Nervosität, Selbstmordgedanken, sexuelle Dysfunktion), ist die Anwendung von BCM-95 Vollspektrum-Curcumin mit keinerlei unerwünschten Begleiteffekten verbunden.

Es zeigte sich, dass der Einsatz von Fluoxetin und Curcumin bei jeweils über 60 % aller Patienten positive Effekte herbeiführte, während die gemeinsame Anwendung sogar bei fast 80 % der Patienten spürbare Verbesserungen mit sich brachte. Die Studienleiter gelangten zu dem Fazit, dass damit erstmals klinisch belegt werden konnte, dass eine erfolgreiche Behandlung der Depression mit Curcumin möglich ist.[97]

Im Rahmen einer weiteren randomisierten und placebokontrollierten Doppelblindstudie mit 56 Patienten wurde die erfolgreiche Anwendung von Curcumin (BCM-95 Vollspektrum-Curcumin) eindrucksvoll bestätigt. Die anhand der sog. IDS-Skala gemessenen Beschwerden einer Depression – wie Schlafstörungen, Ängstlichkeit, Appetitlosigkeit, vermindertes Selbstwertgefühl, Konzentrationsstörungen, Selbstmordgedanken, Magen-Darm-Beschwerden – konnten mit Hilfe von BCM-95 im Vergleich zum Placebo signifikant verbessert werden. Innerhalb des 8-wöchigen Behandlungszeitraums konnte so mit Hilfe von BCM-95 Vollspektrum-Curcumin eine Verbesserung der Beschwerden um mehr als 30 % erzielt werden.[98]

Die Studienleiter weisen ausdrücklich darauf hin, dass diese herausragenden Ergebnisse unter auschließlichem Einsatz des speziellen BCM-95 Vollspektrum-Curcumins erzielt wurden. Diese Hervorhebung ist wichtig und für den Gesundheitserfolg entscheidend, denn im Markt für Curcumin gibt es unzählige Curcumin-Produkte, die bei weitem nicht diese hervorragende Bioverfügbarkeit und Wirkkraft erzielen.

# Curcumin auch wirkstark im Einsatz bei entzündlichen Magen-Darm-Erkrankungen

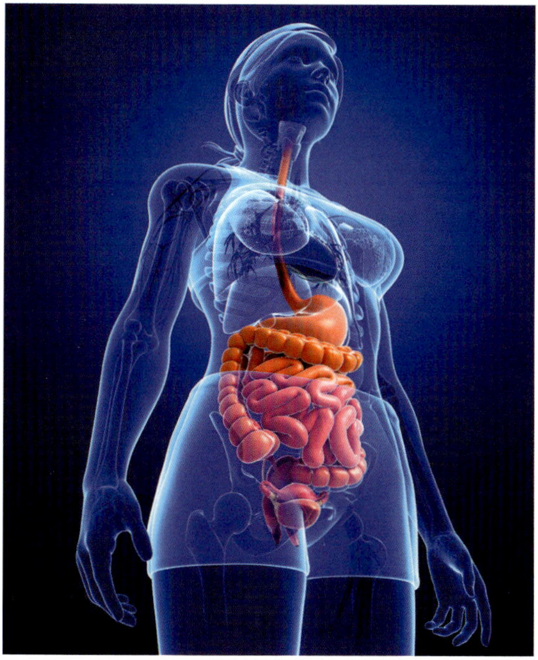

Chronische Entzündungen des Verdauungstraktes werden mit verschiedenen, weit verbreiteten Erkrankungen in Verbindung gebracht, so unter anderem mit dem Reizdarmsyndrom, aber insbesondere mit Colitis ulcerosa und Morbus Crohn. Beschwerden wie Verstopfung, häufiger Durchfall, Blähungen, Unterleibsschmerzen, Sodbrennen und saures Aufstoßen können allesamt Anzeichen beziehungsweise Folge stiller Entzündungen sein, die die Funktion des Magen-Darm-Traktes eklatant beeinträchtigen.

## Colitis ulcerosa und Morbus Crohn

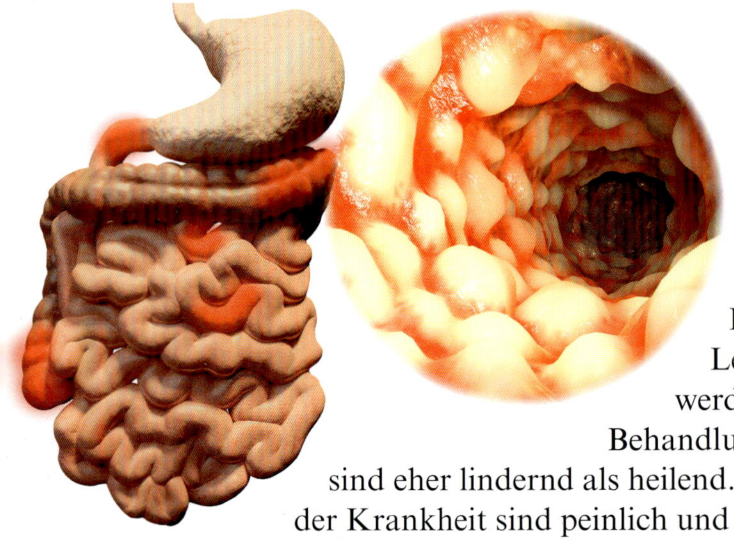

Von den entzündlichen Darmerkrankungen Morbus Crohn und Colitis ulcerosa sind eine beträchtliche Zahl Menschen betroffen, die mit diesem Leiden ihr ganzes Leben lang fertig werden müssen. Die Behandlungsmöglichkeiten sind eher lindernd als heilend. Die Symptome der Krankheit sind peinlich und für die Betroffenen oftmals erniedrigend. Die medizinische Behandlung, wie z. B. mit Kortikosteroiden und immununterdrückenden Wirkstoffen verursacht sekundäre Gesundheitsprobleme, und eine Operation kann zu Komplikationen wie Impotenz oder Darmversagen führen.

Obwohl Morbus Crohn und Colitis ulcerosa viele Dinge gemeinsam haben (Durchfall, blutigen Stuhl, Gewichtsverlust, Bauchschmerzen, Fieber und Müdigkeit), hat jede Krankheit auch ihre speziellen Eigenschaften. Sie sind ganz klar durch bestimmte klinisch-pathologische Eigenschaften zu unterscheiden, wie verschiedene Orte im Magen-Darm-Trakt, verschiedene Entzündungsmuster und die verschiedenen krankheitsspezifischen Komplikationen. Das klinische Spektrum reicht sehr weit, von einem symptomfreien Ruhezustand bis hin zu einer schweren, lebensbedrohlichen Erkrankung. Diese Krankheiten befallen typischerweise Menschen, die mitten im beruflichen

Leben stehen, und können über Jahrzehnte hinweg umfangreiche medizinische und chirurgische Eingriffe erfordern. Bei einem großen Teil der Patienten mit Morbus Crohn, aber nicht selten auch bei Patienten mit Colitis ulcerosa kommt es früher oder später zu einem chirurgischen Eingriff. Aber es geht auch anders:

Curcumin ist ein regelrechter „Entzündungskiller“: Es hemmt gleichzeitig eine Vielzahl von Enzymen, die an der Entstehung von Entzündungen beteilgt sind. So hilft Curcumin insbesondere auch bei entzündlichen Darmerkrankungen.

Eine Studie ergab, dass Curcumin zusätzlich zu konventionellen Medikamenten bei Menschen mit Colitis ulcerosa die Remission (Nachlassen der Krankheitssymptome) besser aufrecht erhält als das Placebo. In den sechs Monaten dieser Studie an 89 Probanden hatten diejenigen, die mit Curcumin behandelt worden waren, weniger Rückfälle als die Probanden, die ein Placebo genommen hatten.[99]

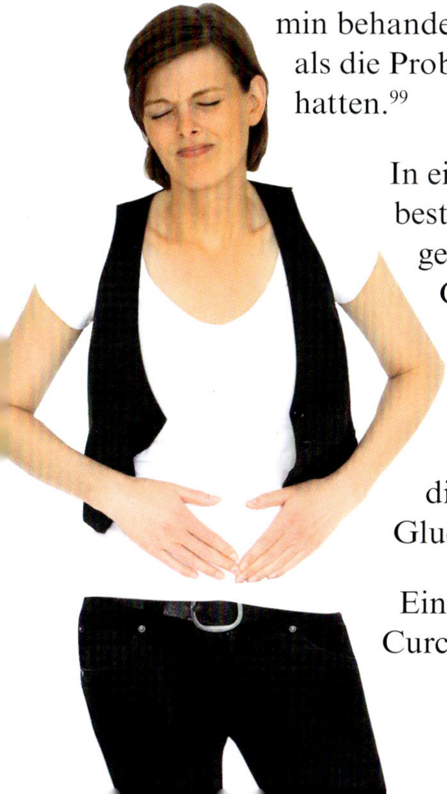

In einer weiteren klinischen Studie wurde bestätigt, dass Curcumin dazu beitragen kann, die Symptome von Morbus Crohn und Colitis ulcerosa zu lindern und die Entzündungsmarker zu senken. Als Folge der Curcumin-Anwendung konnten die meisten Teilnehmer bisher verwendete Medikamente wie Aminosalicylate und Glucokortikoide sogar absetzen.[100]

Einer der interessantesten Vorteile von Curcumin ist, dass es nicht nur die Entzündungen im Darm reduziert, sondern auch die Darmwand stärkt und verhindert, dass sie von schädlichen Bakterien durchdrungen wird und diese andere Organe wie Leber und Nieren erreichen.[101]

## Reizmagen

Gleichzeitig bietet Curcumin effektive Hilfe bei funktioneller Dyspepsie (Reizmagen mit Symptomen wie Magenkrämpfe, Erbrechen, Appetitlosigkeit, Übelkeit, Blähungen) sowie Magengeschwüren. In der Tat wird Curcumin in der europäischen Pflanzenheilkunde schon lange zur Behandlung funktioneller dyspeptischer Beschwerden eingesetzt.[102]

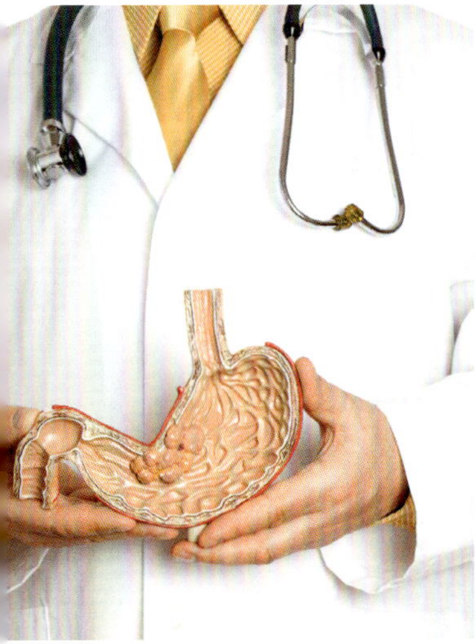

## Befreiung von Magengeschwüren

Im Rahmen einer Humanstudie brachte der Einsatz von Curcumin die Heilung von Magengeschwüren, und zwar in 76 % aller Fälle innerhalb von 4-12 Wochen.[103]

## Reizdarm

Als Reizdarm-Syndrom (IBS) wird eine chronische Funktionsstörung des Verdauungstraktes bezeichnet, im Sinne einer Abweichung seiner Bewegungsvorgänge (Motilität) von der Norm. Typische Symptome sind: Bauchschmerzen, Aufstoßen, Völlegefühl, Blähungen, Durchfall, Stuhlunregelmäßigkeit (= Wechsel von Verstopfung und Durchfall). Psychische Belastungssituationen, wie Ärger oder Stress, können das Beschwerdebild hervorrufen bzw. verstärken. Das IBS kommt bei Frauen häufiger als bei Männern vor.

Eine Studie mit 200 Reizdarm-Patienten zeigte, dass Curcumin zu einer Linderung der Unterleibsschmerzen um bis zu 25 % führten und bei zwei Drittel der Studienteilnehmer eine Verbesserung im Gesamtbild der Beschwerden brachte.[104]

Eine weitere Untersuchung zeigte, dass Curcumin bei Verdauungsstörungen besser hilft als ein Placebo. In dieser Studie nahmen 116 Probanden über einen Zeitraum von sieben Tagen viermal täglich entweder ein Plazebo oder Curcumin. 87 % der Probanden, die Curcumin genommen hatten, zeigten eine Verbesserung.[105]

# Curcumin bietet neue Hoffnung im Kampf gegen Mukoviszidose

Diese Krankheit ist auch unter dem Namen Cystische Fibrose (CF) bekannt. Es handelt sich um eine lebensbedrohliche, erbliche Erkrankung, bei der Atemwege und Verdauungstrakt von einem zähen Schleim blockiert werden. Ursache ist ein Defekt in den Schleimhautzellen, der auf den Abbau bestimmter, wichtiger (Kanal-)Proteine zurückzuführen ist.

Im Rahmen einer tierexperimentellen Untersuchung stellten Wissenschaftler der Yale University Medical School fest, dass Curcumin die fehlerhaften Kanalproteine vor dem vorzeitigen Abbau schützen kann. Durch die Behandlung reduzierten sich auch die CF-typischen Verdauungsprobleme deut-

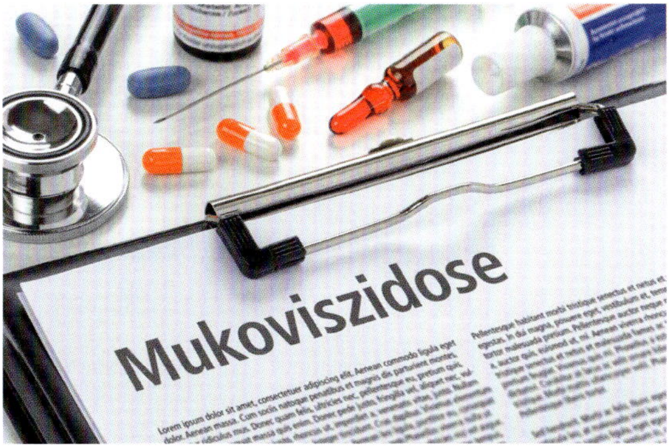

lich: Während 6 von 10 unbehandelten Mäusen innerhalb von zehn Wochen an einem Darmverschluss starben, starb nur eines der Tiere, die Curcumin-haltiges Futter bekommen hatten. Darüber hinaus konnten die Mäuse in der Curcumin-Gruppe ihre Nahrung besser aufnehmen und verwerten.[106]

# Curcumin unterstützt die Gewichtskontrolle

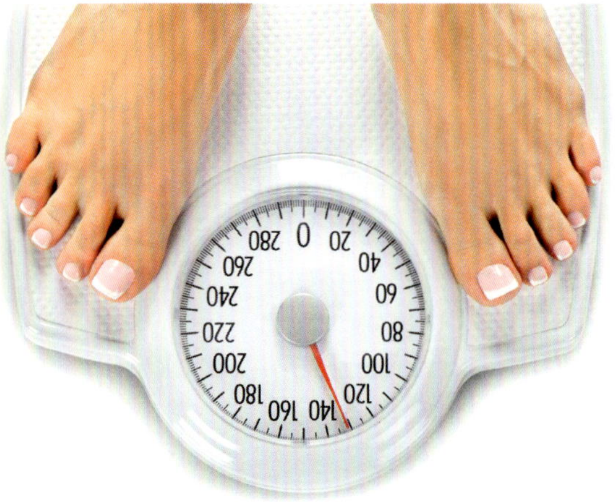


In der Ausgabe des Journal of Nutrition vom Mai 2009[107] wurde über die Entdeckung von Forschern der Tufts Universität in Boston berichtet. Sie haben festgestellt, dass bei Mäusen, denen ein sehr fetthaltiges Futter zusammen mit Curcumin gefüttert worden war, die Bildung von Fettgewebe reduziert wird.

In ihrer Einführung zu dem Artikel erklärten Mohsen Meydani und Kollegen von Tufts Jean Mayer USDA Human Nutrition Research Center on Aging, dass das Wachstum und die Ausbreitung von Fettgewebe, ähnlich wie das Wachstum krebsartiger Tumore, die Bildung neuer Blutgefäße (auch Angiogenese genannt), erfordert. Deshalb kann – neben der Reduzierung der Energieaufnahme – auch die Hemmung der Angiogenese im Fettgewebe eine Strategie sein, dem Wachstum von Fettgewebe und Fettleibigkeit vorzubeugen.

Die Forscher untersuchten zuerst die Wirkung von Curcumin

auf kultivierte menschliche Zellen, dann teilten sie 18 Mäuse in Gruppen auf, die 12 Wochen lang ein Kontrollfutter mit 4 % Fettanteil, ein fettreiches Futter mit 22 % Fett oder ein fettreiches Futter, ergänzt mit 500 Milligramm Curcumin pro Kilogramm Futter, erhielten. Am Ende des Behandlungszeitraums hatten die Mäuse, die das fettreiche Futter erhalten hatten, mehr Gewicht zugenommen als diejenigen, die das fettarme Futter erhalten hatten, aber der Effekt war bei den Mäusen, die Curcumin erhalten hatten, reduziert, obwohl die gleiche Menge Futter konsumiert wurde.

Die Autoren schreiben diese Reduzierung einem Rückgang des gesamten Körperfetts bei den mit Curcumin gefütterten Tieren zu. Die Mäuse, die Curcumin erhalten hatten, hatten auch ein geringeres Lebergewicht als diejenigen, die das fettreiche Futter ohne Curcumin erhalten hatten.

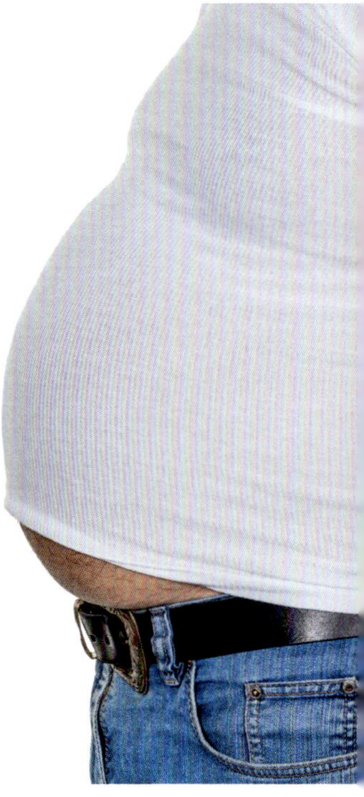

Außerdem waren die Gesamtcholesterin- und Triglyzeridspiegel bei den Mäusen, die Curcumin erhalten hatten, gegenüber den beiden Gruppen von Tieren, die keine Ergänzung erhalten hatten, niedriger.

„Daraus folgern wir, dass Curcumin das wichtigste Polyphenol ist, das in Kurkuma enthalten ist; es besitzt keine bekannte Toxizität“, schreiben die Autoren. „Unsere Resultate demonstrieren ganz klar, dass Curcumin auf Zellebene und im ganzen Organismus bemerkenswerte potenzielle Gesundheitsvorteile für die Prävention von Fettleibigkeit und den damit verbundenen Stoffwechselstörungen zeigt, indem es die Angiogenese im Fettgewebe unterdrückt […].“

# Curcumin zum Schutz Ihrer Leber vor der schleichenden Degeneration

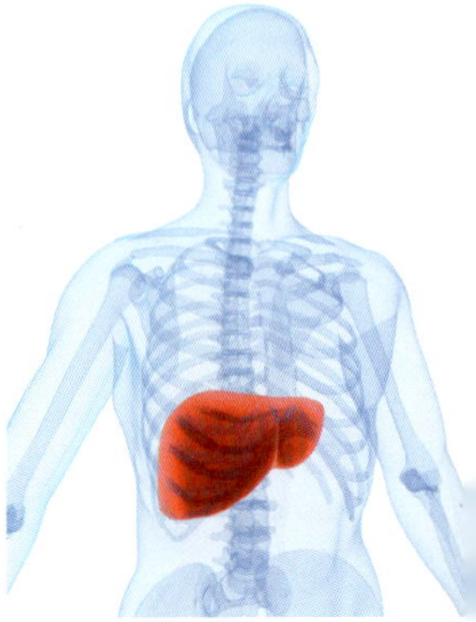

Die aktuelle Forschung belegt die Potentiale von Curcumin auch in der Prävention einer Fibrosierung (Zirrhose-Bildung) bei einer nicht-alkoholischen Fettleber (NAFLD).[108] Speziell für BCM-95 Vollspektrum-Curcumin konnte im Rahmen einer Studie eine leberprotektive Wirkung festgestellt werden.[109]

# Arthritis und Arthrose: Curcumin erfolgreich in der Anwendung gegen Gelenkschmerzen

Das wesentliche Kennzeichen einer Arthritis ist das ausgeprägte, schmerzhafte Entzündungsgeschehen, das schnell auch systemischen Charakter annehmen, das heißt sich im Körper ausbreiten kann. Typisch für eine Arthrose ist hingegen eine Degeneration des Gelenkapparates, primär erkennbar an Beschädigungen des Knorpelgewebes. In vielen Fällen wird eine Arthrose jedoch früher oder später auch von einer Entzündung begleitet – man spricht dann von einer aktivierten Arthrose.

Mit Blick auf das Gesagte wird deutlich, dass Curcumin dank seiner antientzündlichen Wirkkräfte auch hervorragend als Entzündungs- und Schmerzhemmer bei Arthritis und Arthrose eingesetzt werden kann und nicht ohne Grund auch von der Weltgesundheitsorganisation (WHO) für den Einsatz bei

**Abbildung zeigt den Verschleiß eines Gelenkes**

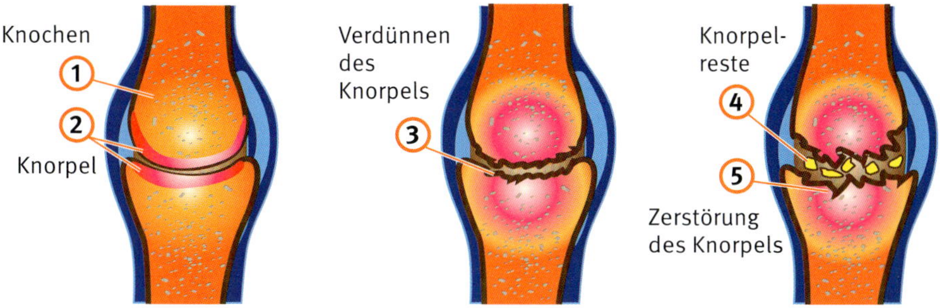


Rheuma aufgeführt wird.[110] Eine sehr bemerkenswerte Eigenschaft von Curcumin liegt zudem darin, dass es die Chondrocyten – die knorpelbildenden Zellen – davor schützen kann, durch bestimmte Entzündungsfaktoren zerstört zu werden (IL-1beta, MMP3).[111]

Überzeugend ist das Ergebnis einer klinischen Studie mit 45 Arthritis-Patienten, die entweder Diclofenac, Curcumin (BCM-95 Vollspektrum-Curcumin) oder beides für den Zeitraum von acht Wochen erhielten. Die ausschließliche Anwendung von Curcumin oder sein kombinierter Einsatz mit Diclofenac, brachten im Ergebnis ein mindestens ebenso gutes Ergebnis wie die isolierte Einnahme von Diclofenac, bei jedoch deulich stärkerer Senkung des Entzündungsmarkers CRP. Die Forscher resümierten, dass die alleinige Anwendung von Curcumin als sichere und hocheffektive Behandlung der Kombination mit Diclofenac vorzuziehen sei.[112]

Verglichen wurde in einer Studie auch die Kombination aus hoch-bioverfügbarem Curcumin (BCM-95 Vollspektrum-Curcumin) und Weihrauch, einem weiteren exzellenten natürlichen, antientzündlichen Stoff, mit dem verschreibungspflichtigen Medikament Celecoxib (Celebrex) zur Behandlung von Arthrose. Im Ergebnis brachte der Einsatz der pflanzlichen Kombination eine deutliche Verbesserung der Gelenkbeschwerden, die sogar die Wirkung des Medikaments übertraf – und dies völlig ohne Nebenwirkungen.[113]

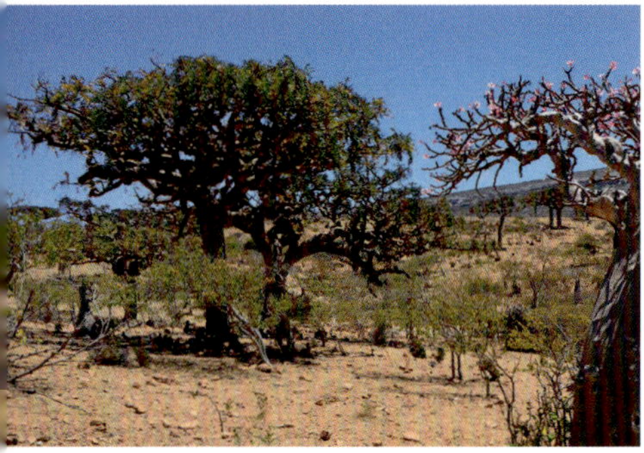

93 % der Teilnehmer, die die pflanzliche Kombination erhielten, erfuhren eine deutliche Linderung oder sogar vollständige Schmerzbefreiung, was in der Gruppe der Celecoxib-Verwender nur bei 86 % der Probanden zu beobachten war. Deutlich besser war der Therapieerfolg bei den Anwendern der Kombination von Curcumin und Weihrauch auch in Bezug auf die Fähigkeit, längere Strecken ohne Schmerzen zu bewältigen.

Verschreibungspflichtige Medikamente wie Celecoxib gehören zur Klasse der nicht-steroidalen anti-entzündlichen Medikamente (NSAID) und sind für ihre zahlreichen, potentiell lebensbedrohlichen Nebenwirkungen bekannt, darunter blutige Magen-Darm-Geschwüre, Nierenfunktionsstörungen, Bluthochdruck und ein allgemein erhöhtes Risiko für Herzattacken. In Bezug auf die antientzündliche Wirkkraft steht Curcumin den chemischen Arzneimitteln in nichts nach – zeigt jedoch keinerlei Nebenwirkungen.

# Curcumin zum effektiven Schutz der Haut: Auch im Kampf gegen Hautkrebs

Curcumin schützt die Haut nicht nur durch seine Fähigkeit Freie Radikale auszuschalten und Entzündungen zu reduzieren. So wurde gezeigt, dass Curcumin den Wundheilungspro-

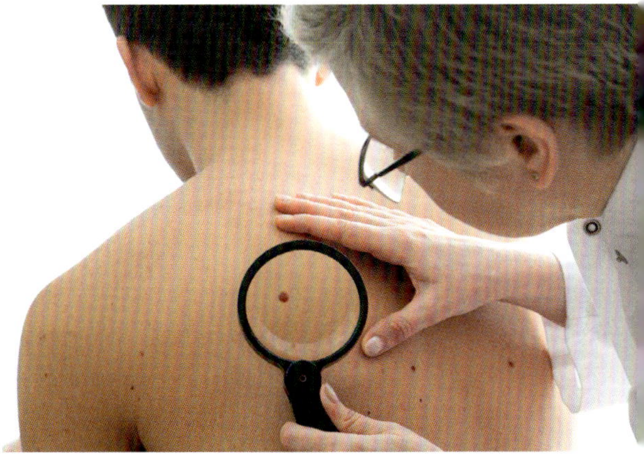

zess auch dadurch positiv beeinflusst, indem es die Funktion und den Aufbau von Kollagen (Bindegewebe) unterstützt sowie die Gefäßdichte in Wunden verbessert. Kollagen verleiht der Haut als wichtiger Bestandteil die erforderliche Festigkeit; eine hohe Gefäßdichte ist wichtige Voraussetzung für einen konstanten Blutfluss und den Transport wichtiger Nährstoffe, die notwendig sind, um beschädigtes Gewebe zu reparieren.[114]

Speziell Diabetiker leiden unter einer erheblichen Störung im Wundheilungsprozess: Diabetes behindert die Wundheilung, da es zum einen den Blutfluss reduziert, zum anderen erhöhte Blutzuckerspiegel aber auch die Fähigkeit unseres Körpers beeinträchtigen, beschädigte Zellen zu beseitigen und neue Hautzellen aufzubauen. Für Diabetiker ist diese Problematik von entscheidender Relevanz, da infolge der eingeschränkten Wundheilung ein erhöhtes Infektionsrisiko besteht, das in letzter Konsequenz sogar zu Amputationen führen kann. Im Rahmen einer tierexperimentellen Untersuchung konnte Curcumin die Wundheilung bei diabetischen Nagern beschleunigen.[115]

Vielversprechende Ergebnisse zeigt Curcumin zudem bei der Behandlung von entzündlichen Hauterkrankungen wie Schuppenflechte und Ekzemen, aber auch im Kampf gegen Hautkrebs.[116] Eklatante Risiken für die Haut entstehen auch im Rahmen der Bestrahlungstherapie bei Krebs. In verschiedenen Studien konnte gezeigt werden, dass Curcumin die Reparatur der Haut und Wundheilung erheblich beschleunigt.[117]

# Erfolgreich im Einsatz bei zahlreichen weiteren Krankheiten und Beschwerden

Die aktuelle Forschung belegt die hohe Wirkkraft und zeigt vielversprechende Ergebnisse beim Einsatz von Curcumin zur Vorsorge und Therapie bei zahlreichen weiteren Krankheiten, so unter anderem bei

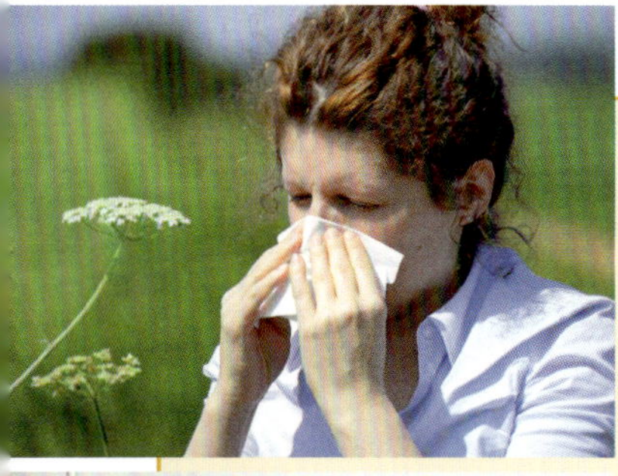

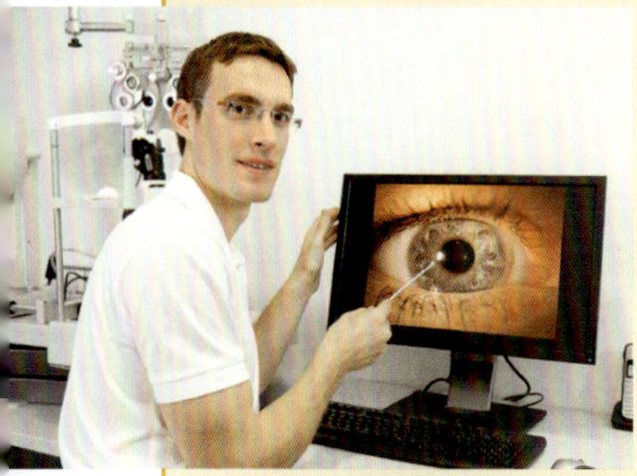

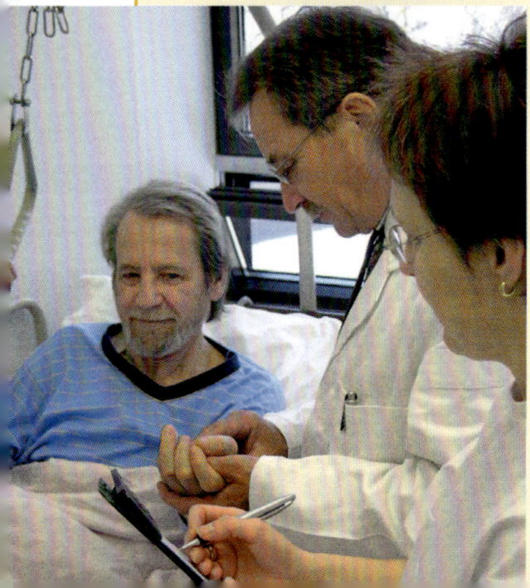

- **Nieren- und Lebererkrankungen**
- **Lungenleiden**
- **Allergien**
- **Augenerkrankungen**
- **Benigner Prostatahyperplasie**
- **Psoriasis**
- **Bauchspeicheldrüsenentzündung**
- **Postoperative Schmerzen und Beschwerden**
- **Pilzinfektionen**[118]

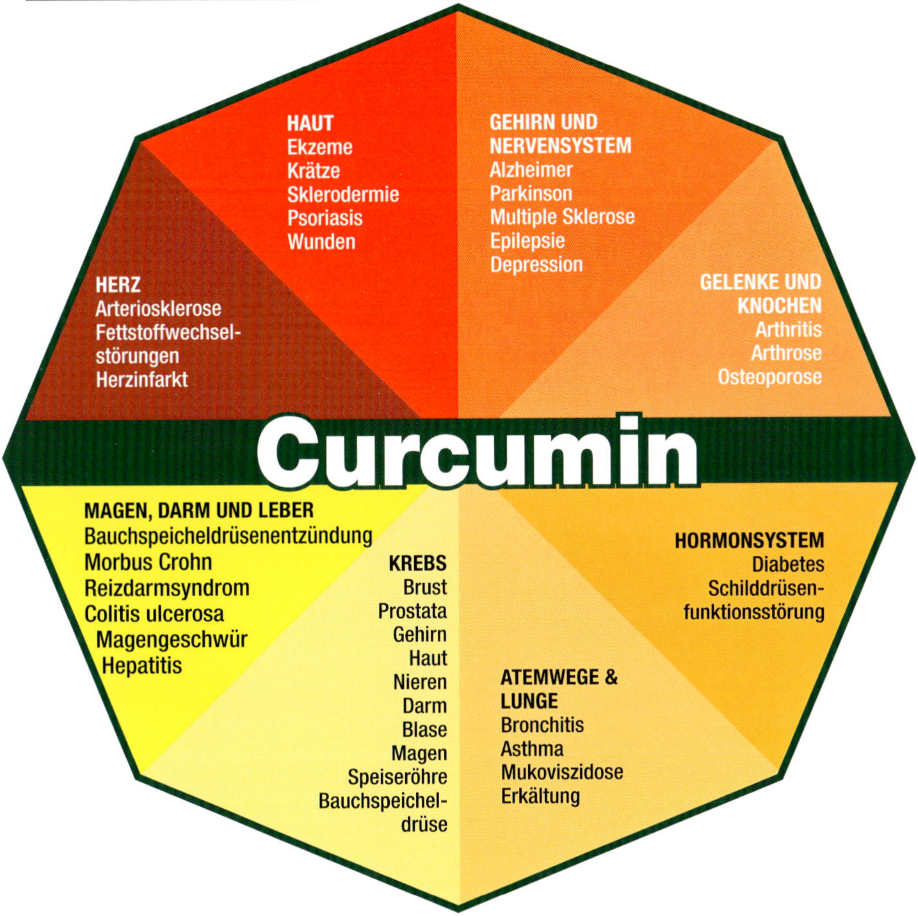


# Faszinierende Wirkkraft – doch nur, wenn die Qualität stimmt!

Ganze Bibliotheken ließen sich mittlerweile füllen mit den zahlreichen Publikationen und Studien zu den Gesundheitskräften von Curcumin: Die fazinierende Vielfalt der Gesundheitvorteile ist ein wahrer Segen und neue Hoffnung für alle Menschen, die oft verzweifelt nach einer effektiven, aber auch sicheren und verträglichen Lösung suchen – im Kampf gegen Herzinfarkt, Krebs, Alzheimer und viele andere Krankheiten.

Wie oft folgt der großen Hoffnung und Begeisterung die ernüchternde Erkenntnis und Enttäuschung – weil man großspurigen Werbeversprechen geglaubt und viel Geld für minderwertige Produkte ausgegeben hat. Leider wimmelt es im Markt für Curcumin-Produkte nur so von schwarzen Schafen, die ihnen das Blaue vom Himmel versprechen, doch dieses Versprechen aufgrund erheblicher Qualitätsmängel oder zu geringer Wirkstoffgehalte de facto nicht erfüllen können.

Erfahren Sie deshalb jetzt, worauf Sie bei der Wahl des optimalen Gesundheits-Mittels unbedingt achten müssen, um auch wirklich von den wunderbaren Eigenschaften des Curcumin für Ihre Gesundheit profitieren zu können.

### Kurkuma ist nicht gleich Curcumin

Verwechseln Sie hochwertigen Vollspektrum-Extrakt nicht mit Kurkuma-Pulver und Gewürzen. Keine Frage: Wenn Sie Ihre Speisen mit einem besonderen, zumal gesunden Aroma bereichern wollen, treffen Sie mit ein wenig Kurkuma-Gewürz oder Curry die richtige Wahl. Aber wenn Sie ernsten Gesundheitsproblemen effektiv begegnen wollen, brauchen Sie einen hochwertigen Curcumin-Extrakt, der aus der Kurkuma-Pflanze gewonnen wurde.

Handelsübliches Kurkuma-Pulver, so wie es auch in Kapselform erhältlich ist, enthält das wertvolle Curcumin nur in Spuren[119]: So müssten Sie schon über 100 dieser Kapseln nehmen, um so viel Curcumin aufzunehmen, wie es im hochwertigen BCM-95 Vollspektrum-Curcumin enthalten ist. Verwenden Sie das normale Kurkuma-Pulver daher lieber als geschmackliche Bereicherung für das nächste Curry-Gericht!

Daher ist eine erfolgreiche Vorsorge und Therapie der

zahlreichen Volkskrankheiten nur mit einem hochwertigen Curcumin-Extrakt möglich. Mit dem 100 % natürlichen BCM-95 Vollspektrum-Extrakt erhalten Sie nicht nur einen hohen Gehalt der wichtigen Curcuminoide, sondern auch die wertvollen ätherischen Öle, die in der Synergie für eine einzigartig verbesserte Bioverfügbarkeit und Wirkkraft sorgen. Dieser hochwertige Vollspektrum-Extrakt ist garantiert frei von Pestiziden und Schwermetallen und garantiert ohne Gentechnik. Wie Sie gleich sehen werden, zeigt sich BCM-95 auch im Vergleich mit herkömmlichen Curcumin-Extrakten weit überlegen.

## Besser als herkömmliche Curcumin-Extrakte: BCM-95® Vollspektrum-Curcumin mit überlegener Bioverfügbarkeit

Bei aller Vielseitigkeit und Wirkraft von Curcumin gibt es einen entscheidenden Punkt, der bei der Auswahl des bestgeeigneten Gesundheits-Mittels unbedingt zu beachten ist – und das ist die Frage der Bioverfügbarkeit.

Hintergrund ist die Erkenntnis, dass Curcumin grundsätzlich eine nur sehr geringe Bioverfügbarkeit aufweist. Für herkömmliche Curcumin-Extrakte gilt, dass ihre Effizienz durch die schlechte Aufnahme (Absorption) in den Blutstrom durch den Verdauungstrakt begrenzt ist. Durch die schlechte Absorption, den schnellen Stoffwechsel und die Ausscheidung von Curcumin können nur begrenzte Curcumin-Konzentrationen im Körper ihre Wirkung entfalten. So wurde in Studien ermittelt, dass nur ein sehr geringer Prozentsatz des in herkömmlichen

Extrakten enthaltenen Curcumin über den Magen-Darm-Trakt überhaupt aufgenommen wird.[120]

Forschung und Entwicklung zielten daher auf die Gewinnung von Spitzen-Extrakten, die diese Hürde in der Aufnahme und Verwertung von Curcumin beseitigen. Mit dem speziellen BCM-95 Vollspektrum-Curcumin ist dies schließlich gelungen: BCM-95 zeichnet sich zum einen durch einen hohen Gehalt an Curcumin aus, zum anderen beinhaltet der Extrakt die wertvollen ätherischen Öle, die im Rahmen herkömmlicher Extraktionsverfahren verloren gehen.

In der Synergie mit den ätherischen Ölen ist es gelungen, die Aufnahme und damit die Bioverfügbarkeit von Curcumin entscheidend zu verbessern. Im Ergebnis wird auf diesem Wege eine gegenüber herkömmlichen Curcumin-Extrakten 7-mal bessere Bioverfügbarkeit erzielt.

Die ätherischen Öle ergänzen und verstärken somit die positiven Effekte des Curcumin auf ideale Weise, unterstützen zum Beispiel synergistisch seine krebshemmenden Effekte. BCM-95 Vollspektrum-Curcumin wurde in wissenschaftlichen Studien an renommierten Instituten verwendet und die positiven Effekte für die Gesundheit ebenso bestätigt wie seine verbesserte Aufnahme.[121]

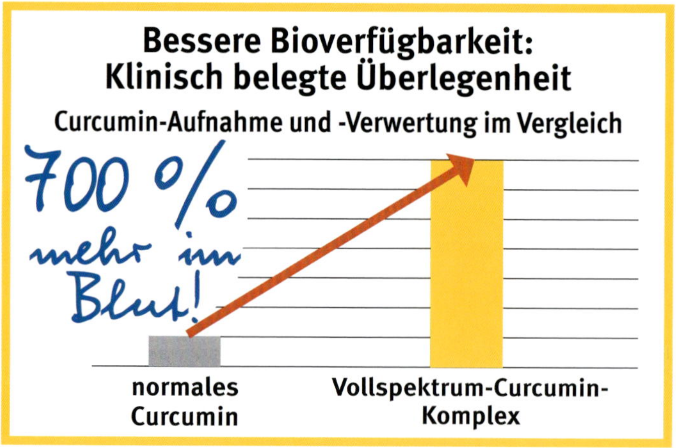

Im Ergebnis erzielen Sie z. B. mit 400 mg BCM-95 Vollspektrum-Curcumin eine Wirkkraft, für die Sie die 7-fache Menge eines Curcumin-Standardextraktes nehmen müssten.

## BCM-95 Vollspektrum-Curcumin auch mit langer Bioverfügbarkeit

Die Aufnahmemenge ist nur ein Teil zur Bestimmung der Bioverfügbarkeit – wichtig ist auch, wie schnell und – vor allem – wie lange der Stoff verfügbar ist. BCM-95 Vollspektrum-Curcumin ist über 8 bis 10 Stunden für unseren Körper verfügbar und damit herkömmlichen Extrakten mit einer Verweildauer von nur 4 bis 5 Stunden auch in diesem Punkt deutlich überlegen.

Zusammenfassend halten wir fest: Aufgrund der besseren Bioverfügbarkeit von BCM-95 Vollspektrum-Curcumin stehen Ihrem Körper die Aktivstoffe schnell, in höherer Konzentration und deutlich länger zur Verfügung.

## Vorsicht vor minderwertigen und schadstoffbelasteten Produkten

Zahlreiche Anbieter wollen von der Begeisterung um diesen sensationellen Naturstoff profitieren, prahlen mit Angaben zu Wirkkraft und Bioverfügbarkeit, die keinerlei seriöse Grundlage haben. Beispielsweise enthalten einige herkömmliche Curcumin-Produkte zusätzliche Stoffe – wie z. B. Piperin (aus schwarzem Pfeffer) – um die Bioverfügbarkeit ihres Curcumin-Extraktes zu verbessern. Untersuchungen haben gezeigt, dass BCM-95 Vollspektrum-Curcumin auch im Vergleich zu diesen Extrakten eine 6-mal bessere Bioverfügbarkeit aufweist![122]

Auch finden sich schwarze Schafe im Markt für Curcumin-

Produkte, die deutlich erhöhte Schadstoffmengen (u.a. Blei und Kadmium) aufweisen. Bei Kindern, Babys und Föten können schon geringe Mengen Blei die Verhaltensentwicklung und die kognitive Funktion negativ beeinflussen. Bei Erwachsenen kann Blei in etwas höheren Mengen einen erhöhten Blutdruck und Anämie (Blutarmut) verursachen und das Nervensystem sowie die Fortpflanzungssysteme beeinträchtigen. Besonders problematisch ist Blei während der Schwangerschaft, da die Mutter es auf den Fötus übertragen kann. Kadmium ist ein Karzinogen (ruft Krebs hervor) und Nierengift.

Vorsicht auch vor Etikettenschwindel: In diesem Fall enthalten die Produkte bei weitem nicht den Gehalt an Curcumin, der auf den Etiketten deklariert wird. Dies bestätigte auch eine Überprüfung von Curcumin-Produkten auf dem amerikanischen Markt durch die unabhängige Konsumentenorganisation ConsumerLab. Es ist also wichtig, genau hinzuschauen!

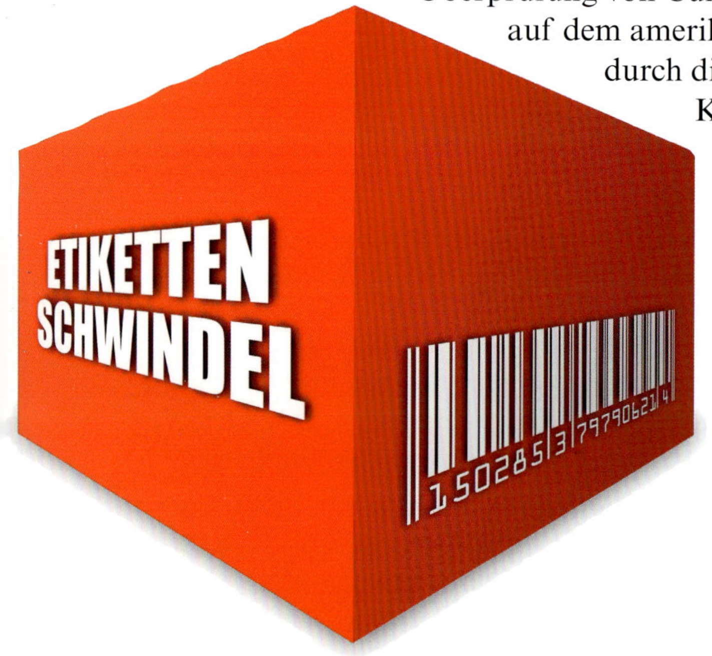

## BCM-95 Vollspektrum Curcumin: Absolut sicher und verträglich

Die Sicherheit und Verträglichkeit von hochwertigem Curcumin, so insbesondere BCM-95 Vollspektrum-Curcumin, ist überzeugend belegt: Selbst bei höchsten Dosierungen wurden keinerlei negative Effekte beobachtet. Dies wurde im Rahmen von Humanstudien belegt.[123] Tatsächlich „hat Curcumin ein herausragendes Sicherheitsprofil und eine Vielzahl [multifunktionaler] Wirkungen...“, so schlussfolgern US-amerikanische Forscher. Selbst klinische Versuche, in denen massive Dosen Curcumin (bis zu 8 Gramm/Tag über vier Monate) bei menschlichen Freiwilligen angewandt wurden, „führten nicht zu wahrnehmbaren Toxizitäten ...“[124]

Curcumin hat keine unerwünschten Wechselwirkungen mit Arzneimitteln. Ganz im Gegenteil: Wie wir sehen konnten, wurde in Studien gezeigt, dass Curcumin die positiven Effekte von konventionellen Krebsmitteln sogar unterstützt.

Führende Forscher und Wissenschaftler setzen in ihren Studien BCM-95 Vollspektrum-Curcumin ein, weil es hierfür klare klinische Belege zur Bioverfügbarkeit für den Menschen gibt. So können sie zuverlässig davon ausgehen, im Rahmen ihrer Studien auch wirklich hinreichende therapeutische Spiegel zu erzielen. Die nachfolgende Übersicht zu wichtigen Studien mit BCM-95 Vollspektrum-Curcumin verdeutlicht beispielhaft das enorme Potential dieses erstaunlichen Extraktes in der Präventation und im therapeutischen Einsatz:

## Auswahl wichtiger Studien mit BCM-95 Vollspektrum-Curcumin

| Indikation | Studiendetails | | Quelle: |
|---|---|---|---|
| **Alzheimer** | **Studiendesign:** In dieser 6-monatigen, randomisierten, placebo-kontrollierten und doppelblinden Studie erhielten Patienten, die seit 6 Monaten unter Gedächtnisstörungen und einer Abnahme der kognitiven Funktion litten, BCM-95 Vollspektrum Curcumin, ein Kurkumapulver oder ein Placebo. | **Ergebnisse:** Curcumin zeigte positive Effekte in Bezug auf die amyloide Plaquebildung und einen deutlich verbesserten antioxidativen Status bei den Studienteilnehmern. So führte BCM-95 zu erhöhten Serumspiegeln der Amyloid-beta-Plaques, was darauf schließen lässt, dass Curcumin diese im Gehirn abbaut. | Baum L, Lam CW, Cheung SK, et al.; Six-month randomized, placebo-controlled, double-blind, pilot clinical trial of curcumin in patients with Alzheimer disease; J Clin Psychopharmacol. 2008;28(1): 110-114. |
| **Arthrose und Arthritis** | **Studiendesign:** An der Studie nahmen 28 Teilnehmer mit Arthrose in den Knien teil, die in 2 Gruppen eingeteilt wurden. Die eine Gruppe nahm täglich eine Kombination aus Curcumin (BCM-95) und Weihrauch, während die andere Gruppe das verschreibungspflichtige Medikament Celecoxib (Celebrex®) erhielt. | **Ergebnisse:** Die Wirkung und Verträglichkeit der Kombination aus Curcumin und Weihrauch war der von Celecoxib überlegen bei der Behandlung der aktivierten (entzündlichen) Arthrose. Hinsichtlich der Schmerzreduktion, Gehdistanz und Druckempfindlichkeit der Gelenke war die Curcumin-Weihrauch-Kombination besser als Celecoxib. | Antony B, Kizhakedath R, Benny M, Kuruvilla BT.; Clinical Evaluation of a herbal product (Rhulief™) in the management of knee osteoarthritis; Abstract 316. Osteoarthritis Cartilage. 2011; 19(S1): S145-S146. |

| Indikation | Studiendetails | | Quelle: |
|---|---|---|---|
| **Arthrose und Arthritis** | **Studiendesign:** In dieser randomisierten Pilotstudie erhielten 45 Teilnehmer mit rheumatoider Arthritis entweder BCM-95 Vollspektrum-Curcumin oder Diclofenac oder BCM-95 Vollspektrum-Curcumin und Diclofenac. | **Ergebnisse:** In allen 3 Gruppen kam es zu signifikanten Veränderungen des DAS-Scores, welcher die Krankheitsaktivität misst. In der Curcumin-Gruppe konnte die größte Verbesserung in den Gesamt DAS- und ACR-Scores erzielt werden. (ACR-score misst die Reduktion von Druckschmerzen und Schwellungen). Zudem war Curcumin sicher und brachte keine Nebenwirkungen mit sich. | Chandran B, Goel A.; A randomized, pilot study to assess the efficacy and safety of curcumin in patients with active rheumatoid arthritis; Phytother Res. 2012 Nov; 26(11): 1719-25. |
| **Depressionen** | **Studiendesign:** In dieser randomisierten klinischen Studie wurden 51 Teilnehmer in 3 Gruppen eingeteilt: BCM-95 Vollspektrum- Curcumin, Fluoxetin oder BCM-95 und Fluoxetin über einen Zeitraum von 6 Wochen. | **Ergebnisse:** BCM-95 Vollspektrum- Curcumin verfügt über starke anti-depressive Eigenschaften. Dabei arbeitet es synergistisch mit Antidepressiva und reduziert die Toxizität derselben. | Sanmukhani J. et al, Efficacy and safety of curcumin in major depressive disorder: a randomized controlled trial, Phytother Res. 2014 Apr;28(4): 579-85 |
| **Depressionen** | **Studiendesign:** 56 Teilnehmer mit Depressionen erhielten 8 Wochen lang BCM-95 Vollspektrum-Curcumin oder ein Placebo. | **Ergebnisse:** BCM-95 Vollspektrum-Curcumin führt zu einer signifikanten Verbesserung von Symptomen bei Personen, die unter einer depressiven Störung leiden. | Lopresti AL. et al., Curcumin for the treatment of major depression: a randomised, double-blind, placebo controlled study; J Affect Disord. 2014; 167: 368-75 |

## Auswahl wichtiger Studien mit BCM-95 Vollspektrum-Curcumin

| Indikation | Studiendetails | | Quelle: |
|---|---|---|---|
| **Krebs** | **Studiendesign:** In dieser Zellstudie wurden zum Teil chemoresistente Darmkrebszellen mit dem Chemotherapeutikum 5-Fluorouracil mit oder ohne ergänzendem BCM-95 Vollspektrum-Curcumin behandelt. | **Ergebnisse:** BCM-95 Vollspektrum-Curcumin verbessert die Sensitivierung gegenüber einer Chemotherapie und verbessert damit die Wirksamkeit einer Chemotherapie. | Shakibaei M, Buhrmann C, Kraehe P, Shayan P, Lueders C, Goel A.; Curcumin chemosensitizes 5-fluorouracil resistant MMR-deficient human colon cancer cells in high density cultures; PLoS One. 2014 Jan 3;9(1): e85397 |
| **Krebs** | **Studiendesign:** In dieser Zellstudie wurde der wechselseitige Informationsaustausch menschlicher Darmkrebszellen und Bindegewebszellen bei der Krebsentstehung untersucht; gleichzeitig wurde BCM-95 Vollspektrum-Curcumin mit oder ohne dem Chemotherapeutikum 5-FU eingesetzt. | **Ergebnisse:** BCM-95 Vollspektrum-Curcumin unterdrückt den wechselseitigen Informationsaustausch zwischen Darmkrebszellen und Bindegewebsfibroblasten in der Tumormikroumgebung. Die Studie zeigt, dass Curcumin eine mögliche Krebstherapie bei Darmkrebs ist und die Metastasierung unterdrückt. | Buhrmann C. et al.; Curcumin suppresses crosstalk between colon cancer stem cells and stromal fibroblasts in the tumor microenvironment: potential role of EMT; PLoS One. 2014 Sep 19;9(9): e107514 |

| Indikation | Studiendetails | | Quelle: |
|---|---|---|---|
| **Krebs** | **Studiendesign:** In der Studie wurden die Effekte von BCM-95 Vollspektrum-Curcumin und Gelbwurz miteinander hinsichtlich ihrer chemopräventiven Eigenschaften bei oralen Krebsvorstufen verglichen. Die Teilnehmer wurden in 3 Gruppen à 16 Personen eingeteilt. Gruppe 1 erhielt BCM-95 Vollspektrum-Curcumin, Gruppe 2 erhielt essentielles Gelbwurzelöl, jeweils über einen Zeitraum von 6 Monaten. Gruppe 3 diente als Kontrollgruppe. | **Ergebnisse:** In der Studie wurde gezeigt, dass BCM-95 Vollspektrum-Curcumin die Gesundheit des Gewebes im Mundraum verbesserte und hilft, der Konversion zu Krebs im Mundraum vorzubeugen. | Deepa Das A und Balan A., Comparative study of the efficacy of curcumin and turmeric as chemopreventative agents in oral submucous fibrosis: a clinical and histopathological evaluation; JIAOMR; April-June 2010;22(2): 88-92 |
| **Krebs** | **Studiendesign:** Die 40 Teilnehmer mit Prostatakrebs erhielten entweder BCM-95 Vollspektrum-Curcumin oder ein Placebo über den Zeitraum von 9 Wochen. | **Ergebnisse:** BCM-95 Vollspektrum-Curcumin reduzierte die Nebenwirkungen einer Strahlentherapie (Symptome in Zusammenhang mit Urinieren wie Urinierfrequenz, Urinverlust oder eine Beeinträchtigung des täglichen Lebens). | Hejazi J. et al.; A Pilot Clinical Trial of Radioprotective Effects of Curcumin Supplementation in Patients with Prostate Cancer. J Cancer SciTherVolume, 2013. |

## Auswahl wichtiger Studien mit BCM-95 Vollspektrum-Curcumin

| Indikation | Studiendetails | | Quelle: |
|---|---|---|---|
| **Krebs** | **Studiendesign:** In dieser doppelblinden, randomisierten und placebo-kontrollierten Studie erhielten 40 Patienten mit Prostatakrebs, die sich einer Radiotherapie unterzogen, entweder BCM-95 Vollspektrum-Curcumin oder ein Placebo. | **Ergebnisse:** BCM-95 Vollspektrum-Curcumin führte zu einer signifikanten Erhöhung der antioxidativen Kapazität. | Hejazi J. et al.; Effect of Curcumin Supplementation During Radiotherapy on Oxidative Status of Patients with Prostate Cancer: A Double Blinded, Randomized, Placebo-Controlled Study; Nutr Cancer. 2016 Jan; 68(1): 77-85. |
| **Krebs** | **Studiendesign:** In dieser zell- und tierexperimentellen Untersuchung wurden die antikanzerogenen Eigenschaften von BCM-95 Vollspektrum-Curcumin alleine oder in Kombination mit der Boswelliasäure ABKA untersucht. | **Ergebnisse:** BCM-95 hemmt die Zellproliferation und führt zur Apoptose von Darmkrebszellen. | Toden S. et al.; Novel Evidence for Curcumin and Boswellic Acid-induced Chemoprevention through Regulation of miR-34a and miR-27a in Colorectal Cancer; Cancer Prev Res (Phila). 2015 May;8(5):431-43 |

## Bioverfügbarkeits-Studien

| Studiendetails | | Quelle: |
|---|---|---|
| **Studiendesign:** 15 gesunde Frauen und Männer im Alter von 24-45 Jahren erhielten entweder einen Standard-Curcuminextrakt oder BCM-95 Vollspektrum-Curcumin. Blutproben wurden vor und zu unterschiedlichen Zeitpunkten während der Curcumin-Zufuhr entnommen. | **Ergebnisse:** Die Studie indiziert dass die Bioverfügbarkeit von BCM-95 Vollspektrum-Curcumin 7 mal höher ist als die des Standard-Curcumins. Mehr noch, die Ergebnisse zeigten, dass BCM-95 Vollspektrum-Curcumin länger im Blut blieb und zudem höhere Spiegel erzielte als das Standard-Curcumin. | Benny M, Antony B. Bioavailability of BioCurcumax™ (BCM-95™). Spice India. September, 2006 : 11-15. |
| **Studiendesign:** Die Studie verglich die Absorption eines Standard-Curcuminextrakts mit BCM-95 Vollspektrum-Curcumin bei menschlichen Teilnehmern. | **Ergebnisse:** Die Ergebnisse zeigten dass BCM-95 Vollspektrum-Curcumin 7-mal besser (oder 700 %) als der Standard-Curcumin-Extrakt absorbiert wurde. | Antony B, Merina B, Iyer VS, et al. A Pilot Cross-Over Study to Evaluate Human Oral Bioavailability of BCM-95CG (Biocurcumax), A Novel Bioenhanced Preparation of Curcumin. Indian J Pharm Sci. 2008; 70(4):445-449. |

# Wie schnell Ihnen Curcumin hilft

Es gibt Menschen, die schon wenige Tage nach Beginn über große Erfolge berichten. Aber meist dauert es doch länger, um in den vollen Genuß aller Vorteile zu kommen: Warum ist das so?

Der Organismus braucht eine bestimmte Zeit, um seine Selbstheilungskräfte dank der ernährungsmedizinischen Unterstützung wieder auf Trab zu bringen. Je nach persönlicher Situation kann es sich um Wochen bis einige Monate handeln.

Die meisten Zellen Ihres Körpers regenerieren sich innerhalb von etwa 100 Tagen. Um den optimalen Schutz von Curcumin zu erhalten, brauchen Sie nur ein wenig Geduld, um den Unterschied zu spüren. Wenn Sie Curcumin ausreichend Zeit geben, werden Sie von beeindruckenden Ergebnissen berichten.

Es ist wichtig, daran zu denken, dass die Regeneration unterschiedlich lange dauert. Behalten Sie Ihre Geduld und lassen Sie sich nicht entmutigen. Wenn Sie Ihrem Körper eine Chance geben, sich anzupassen, werden Sie jedoch eine Gesundheitsebene erreichen, die ungleich höher ist!

Curcumin rate ich allen gesundheitsbewußten Menschen ab 45 an, die eine effektive und umfassende Gesundheitsvorsorge betreiben wollen. Seit Jahren sensibilisieren Politiker und Wissenschaftler die Öffentlichkeit insbesondere für eine optimale Darmkrebs-Vorsorge – Curcumin gehört in diesem Zusammenhang zum absoluten Pflichtprogramm!

# Ausblick

Die meisten Krankheiten sind vermeidbar. Und es ist immer einfacher, gesünder und auch günstiger, vorzubeugen, als zu behandeln. Ein krankheitsfreies, hohes Alter mit seiner unbezahlbaren Lebensqualität ist etwas, mit dem nur wenige Menschen gesegnet sind.

Die meisten chronischen Krankheiten brauchen Jahre oder Jahrzehnte, um sich zu entwickeln, bieten also reichlich Möglichkeiten für eine frühzeitige Intervention. Das gilt besonders für Krebs. Genauso sieht es beispielsweise bei Alzheimer, chronischen Magen-Darmentzündungen oder Herz-Kreislauf-Erkrankungen aus.

Die moderne Medizin hat für die meisten Erkrankungen keine Heilungsmöglichkeiten, und alle Behandlungsformen haben schwere Nebenwirkungen. Die Bedeutung der Prävention wird heute immer mehr anerkannt.

Die Entwicklung von Wirkstoffen aus der Nahrung ist in diesem Zusammenhang besonders attraktiv, da wir diese seit jeher konsumieren und sie nicht toxisch, sondern sicher und verträglich sind. Curcumin ist ein optimales Beispiel, da es viele Signalpfade beeinflussen kann, bei den Krebszellen die Apoptose (Zelltod) herbeiführt, der Angiogenese (Bildung von Blutgefäßen in Tumoren) und Metastasenbildung vorbeugt und praktisch alle menschlichen Krebsarten behandelt, einschließlich solcher, die resistent gegen die üblichen chemotherapeutischen Wirkstoffe sind.

Nur wenige natürliche Produkte haben solch ein breites Spektrum biologischer Aktivitäten wie Curcumin. Und je besser die Bioverfügbarkeit des Curcumin-Extraktes, also je näher er dem natürlichen Vorbild kommen, umso ermutigender die Resultate. Hier sticht das überragende BCM-95 Vollspektrum-Curcumin mit seiner 7-mal besseren Bioverfügbarkeit und überlegenen Wirksamkeit ganz besonders hervor!

**Für die Forschung gilt daher:**

Curcumin sollte unbedingt auch weiter untersucht werden, denn die Anwendungsbereiche sind sicherlich noch um einiges größer, als wir bis dato wissen.

**Und für Sie gilt:**

Nutzen Sie die Vorteile, die Ihnen BCM-95 Vollspektrum-Curcumin bietet, denn einen stärkeren Helfer finden Sie derzeit nicht!

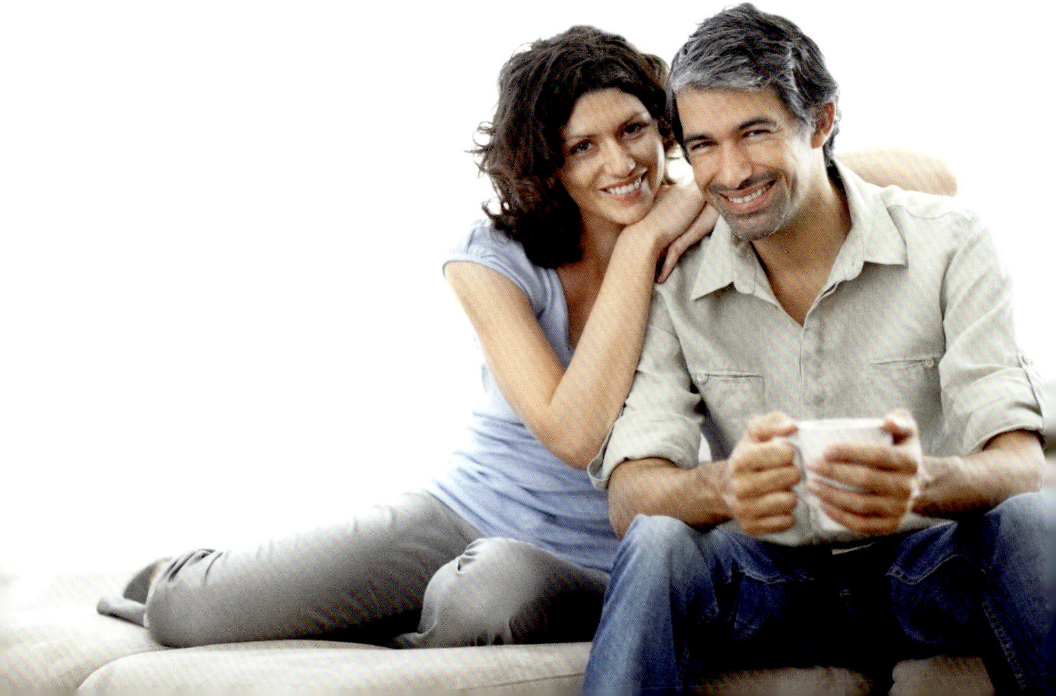

# Literatur

Aggarwal BB, Sundaram C, Malani N, Ichikawa H. Curcumin: the Indian solid gold. Adv Exp Med Biol. 2007; 59:51-75.

Aggarwal BB, Shishodia S, Molecular targets of dietary agents for prevention and therapy of cancer, Biochem Pharmacol, 2006, 71:1397-1421

Aggarwal BB et al;. Anticancer potential of curcumin: preclinical and clinical studies in: Anticancer Res. 2003, Jan-Feb;23 (1A):363-98.

Aisen P et al.Effects of Rofecoxib or Naproxen vs Placebo on Alzheimer Disease Progression. A Randomized Controlled Trial. Jama 2003; 289 (21): 2819-2826.

Anand P, Kunnumakkara AB, Newman RA, Aggarwal BB.; Bioavailability of curcumin: problems and promises. Mol Pharm. 2007; 4(6):807-818.

Anand P et al. Curcumin and cancer: An „old-age“ disease with an „age-old“ solution. Cancer Letter 267 (2008), S.133-164

Antony B, Merina B, Iyer VS, et al. A Pilot Cross-Over Study to Evaluate Human Oral Bioavailability of BCM-95, A Novel Bioenhanced Preparation of Curcumin. Indian J Pharm Sci. 2008; 70(4):445-449.

Antony B, Kizhakedath R, Benny M, Kuruvilla BT. Clinical Evaluation of a herbal product (Rhulief™) in the management of knee osteoarthritis. Abstract 316. Osteoarthritis Cartilage. 2011; 19(S1):S145-S146.

Antony S et al. Immunomodulatary Acitvity of Curcumin. Immunol Invest, 1999, 28:291-303.

Apisariyakul A et al.Antifungal activity of turmeric oil extracted from Kurkuma longa. Journal of Ethnopharmacology, Vol. 49, Issue 3, 15 December 1995, Pages 163-169.

Araujo CC, Leon LL. Biological activities of Kurkuma longa L. Mem Inst Oswaldo Cruz. 2001 Jul; 96(5):723-8.

Arun N, Nalini N. Efficacy of turmeric on blood sugar and polyol pathway in diabetic albino rats. Plant Foods Hum Nutr. 2002; 57(1):41-52.

Balasubramanyam K, Varier RA, Altaf M, et al. Curcumin, a novel p300/CREB-binding protein-specific inhibitor of acetyl transferase, repress the acetylation of histone/nonhistone proteins and histone acetyltransferase-dependent chromatin transcription, J Biol Chem, 2004, 279:51163-71.

Baum L et al. Six-month randomized, placebo-controlled, double-blind, pilot clinical trial of curcumin in patients with Alzheimer disease. J Clin Psychopharmacol. 2008; 28(1):110-113

Benny M, Antony B, Rao SB.Enhancing the absorption of Curcuminoids.Spice India, 18(7), 23–26, July 2005.

Benny M, Antony B. Bioavailability of BioCurcumax™ (BCM-95™). Spice India.September, 2006 :11-15.

Bereswill S, Muñoz M, Fischer A et al. Anti-inflammatory effects of resveratrol, curcumin and simvastatin in acute small intestinal inflammation. PLoS One. 2010; 5(12):e15099.

Bhattacharyya S, Mandal D, Saha B, et al. Curcumin prevents tumor-induced T cell apoptosis through Stat-5a-mediated Bcl-2 induction. J Biol Chem. 2007 Jun 1; 282(22):15954-64.

Bhattacharyya S, Mandal D, Sen GS, et al. Tumor-induced oxidative stress perturbs nuclear factor-kappaB activity-augmenting tumor necrosis factor-alpha-mediated T-cell death: protection by curcumin. Cancer Res. 2007 Jan 1; 67(1):362-70.

Braverman ER, Chen TJ, Prihoda TJ, et al. Plasma growth hormones, P300 event-related potential and test of variables of attention (TOVA) are important neuroendocrinological predictors of early cognitive decline in a clinical setting: Evidence supported by structural equation modeling (SEM) parameter estimates. Age (Dordr). 2007 Sep; 29(2-3):55-67.

Bright JJ. Curcumin and autoimmune disease. Adv Exp Med Biol. 2007;595:425-51.

Churchill M, Chadburn A, Bilinski RT, Bertagnolli MM. Inhibition of intestinal tumors by curcumin is associated with changes in the intestinal immune cell profile. J Surg Res. 2000 Apr; 89(2):169-75.

Brookmeyer R et al. Forecasting the global burden of Alzheimer's Desease. Alzheimer's and Dementia, Volume 3, Issue 3, Pages 186-191 (July 2007).

Buechi S,Bolli R. Kurkuma, die Gelbwurz. Botanische, pharmakologische und klinische Aspekte. phytotherapie, 4, 2004

Buhrmann C et al. Curcumin suppresses crosstalk between colon cancer stem cells and stromal fibroblasts in the tumor microenvironment: potential role of EMT. PLoS ONE. 2014; 9(9): e107514.

Bundy R, Walker AF, Middleton RW, Booth J. Turmeric extract may improve irritable bowel syndrome symptomology in otherwise healthy adults: a pilot study. J Altern Complement Med. 2004 Dec;10(6):1015.

Byan S.Y et al. Curcumin ameliorates the tumor-enhancing effects of a high-protein diet in an azoxymethane-induced mouse model of colon carcinogenesis. Nutr Res. 2015; 35 (8):726-35.

Chainani-Wu. Safety and anti.inflammatory activity of Curcumin: A component of tumeric (Curcuma longa). Journal of Alternative and Complementary Medicine 2003; 9/1: 161-168.

Chandran B, Goel A. A randomized, pilot study to assess the efficacy and safety of curcumin in patients with active rheumatoid arthritis.Phytother Res. 2012 Nov; 26(11):1719-25.

Cheng AL, Hsu CH, Lin JK, et al. Phase I clinical trial of curcumin, a chemopreventive agent, in patients with high-risk or pre-malignant lesions, Anticancer Res, 2001, 21:2895-900.

Chrubasik-Hausmann S.Kurkuma. Publikation an der Universitätsklinik Freiburg, 2015

Ciolino HP et al. Affect of Curcumin on the Aryl Hydrocarbon Receptor an Cytochrome p-450 1A1 in MCF-7 Human Breast Carcinoma Cells. Biochem Pharmacal, 56 (1998):197-206.

Cole GM, Teter B, Frautschy SA. Neuroprotective effects of curcumin. Adv Exp Med Biol. 2007; 595:197-212.

Cruz-Correa M, Shoskes DA, Sanchez P, et al. Combination treatment with curcumin and quercetin of adenomas in familial adenomatous polyposis, Clin Gastroenterol Hepatol, 2006, 4:1035-38.

Dairam A, Limson JL, Watkins GM, Antunes E, Daya S. Curcuminoids, curcumin, and demethoxycurcumin reduce lead-induced memory deficits in male Wistar rats. J Agric Food Chem. 2007 Feb 7; 55(3):1039-44.

Daniel S, Limson JL, Dairam A, Watkins GM, Daya S. Through metal binding, curcumin protects against lead- and cadmium-induced lipid peroxidation in rat brain homogenates and against lead-induced tissue damage in rat brain. J Inorg Biochem. 2004 Feb; 98(2):266-75.

Deepa Das A et al. Comparative study of the efficacy of curcumin and turmeric as chemo-preventative agents in oral submucous fibrosis: a clinical and histopathological evaluation. JIAOMR; April-June 2010; 22(2):88-92).

Di Mario F, cavallaro LG, Nouvenne A, et al. A curcumin-based 1-week triple therapy for eradication of Heliobacter pylori infection: something to learn from failure?, Heliobacter, 2007, 12:238-43.

Dorai T et al. Therapeutic potential of curcumin in human prostate cancer. III. Curcumin inhibits proliferation, induces apoptosis, and inhibits angiogenesis of LNCaP prostate cancer cells in vivo. Prostate 2001, June 1; 47 (4): 292-303.

Dujic J, Kippenberger S, Hoffmann S, et al. Low concentrations of curcumin induce growth arrest and apoptosis in skin keratinocytes only in combination with UVA or visible light. J Invest Dermatol. 2007 Aug; 127(8):1992-2000.

Durgaprasad S, Pai CG, Vasanthkumar, et al. A pilot study of the antioxidant effect of curcumin in tropical pancreatitis, Indian J Med Res, 2005, 122:315-18.

Egan ME et al. Curcumin, a major Constituent of Turmeric, corrects Cystic Fibrosis Defects. Science 23 April 2004: Vol 304, no. 5670, pp 600-602.

Ejaz et al. Curcumin inhibits adipogenesis in 3T3-L1 adipocytes and angiogenesis and obesity in C57/BL mice. J Nutr. 2009 May; 139(5):919-25.

El-Moselhy MA, Taye A, Sharkawi SS, El-Sisi SF, Ahmed AF. The antihyperglycemic effect of curcumin in high fat diet fed rats. Role of TNF-á and free fatty acids. Food Chem Toxicol. 2011;49(5):1129-40

Fiala M, Lin J, Ringman J, et al. Ineffective phagocytosis of amyloid-beta by macrophages of Alzheimer's disease patients. J Alzheimers Dis. 2005 Jun; 7(3):221-32.

Funk JL, Oyarzo JN, Frye JB, et al. Turmeric extracts containing curcuminoids prevent experimental rheumatoid arthritis. J Nat Prod. 2006 Mar; 69(3):351-5.

Garcea G, Berry DP, Jones DJL, et al. Consumption of the putative chemopreventive agent curcumin by cancer patients: assessment of curcumin levels in the colorectum and their pharmacodynamic consequences, Cancer Epidemiol Biomarkers Prev, 2005, 14:120-25.

Garcia-Alloza M. Curcumin labels amyloid pathology in vivo, disrupts existing plaques, and partially restores distorted neurites in an Alzheimer mouse model. J Neurochem. 2007; 102:1095-1104

Gautam SC, Gao X, Dulchavsky S. Immunomodulation by curcumin. Adv Exp Med Biol.

2007; 595:321-41.

Gaziano JM, Hennekens CH, O'Donnell CJ, Breslow JL, Buring JE. Fasting triglycerides, high-density lipoprotein, and risk of myocardial infarction. Circulation. 1997; 96(8):2520-5.

Goel A, Jhurani S, Aggarwal BB. Multi-targeted therapy by curcumin: how spicy is it?. Mol Nutr Food Res. 2008; 52(9):1010-30

Goel A.„ Aggarwal BB. Curcumin, the golden spice from Indian saffron, is a chemosensitizer and radiosensitizer for tumors and chemoprotector and radioprotector for normal organs. Nutr Cancer. 2010; 62(7):919- 30.

Graham A. Curcumin adds spice to the debate: lipid metabolism in liver disease.Br J Pharmacol. 2009 Aug; 157(8):1352-3.

Gupta SC, Patchva S,Koh W,Aggarwal BB. Discovery of Curcumin, a Component of the Golden Spice, and Its Miraculous Biological Activities. Clin Exp Pharmacol Physiol. 2011.

Gupta SK, Kumar B, Nag TC, et al. Curcumin prevents experimental diabetic retinopathy in rats through its hypoglycemic, antioxidant, and anti-inflammatory mechanisms. J Ocul Pharmacol Ther. 2011; 27(2):123-30

Hanai H, Iida T, Takeuchi K, et al. Curcumin maintenance therapy for ulcerative colitis: randomized, muticenter, double-blind, placebo-controlled trail, Clin Gastroenterol Hepatol, 2006, 4:1502-06.

Heath DD, Khwaja F, Rock CL. Curcumin content of turmeric and curry powders. FASEB J. 2004; 18(4):A125.

Hebert JR, Ghumare SS, Gupta PC. Stage at diagnosis and relative differences in breast and prostate cancer incidence in India: comparison with the United States. Asian Pac J Cancer Prev. 2006 Oct; 7(4):547-55.

Hejazi J et al.. A Pilot Clinical Trial of Radioprotective Effects of Curcumin Supplementation in Patients with Prostate Cancer. J Cancer SciTherVolume, 2013.

Heng MC, Song MK, Harker J, Heng MK, et al. Drug-induced suppression of phosphorylase kinase activity correlates with resolution of psoriasis as assessed by clinical, histological and immunohistochemical parameters, Br J Dermatol, 2000, 143:937-49.

Henrotin Y, Clutterbuck AL, Allaway D et al. Biological actions of curcumin on articular cchondrocytes. Osteoarthritis Cartilage. 2010; 18(2):141-9.

Holt PR, Katz S, Kirshoff R., Curcumin therapy in inflammatory bowel disease: a pilot study, Dig Dis Sci, 2005, 50:2191-93.

Hong JH et al.The effects of Curcumin on the invasiveness of prostate cancer in vitro and in vivo.Prostate Cancer Prostatic Dis. 2006, 9:147-52

Howells LM, Mitra A, Manson MM. Comparison of oxaliplatin- and curcumin-mediated antiproliferative effects in colorectal cell lines. Int J Cancer. 2007 Jul 1; 121(1):175-83.

Hsu CH, Cheng AL. Clinical studies with curcumin. Adv Exp Med Biol. 2007;595:471-80.

Jagetia GC, Aggarwal BB. "Spicing up" of the immune system by curcumin. J Clin Immunol. 2007 Jan; 27(1):19-35.

Huang Z, Zhong XM, Li ZY, Feng CR, Pan AJ, Mao QQ. Curcumin reverses corticosteroneinduced depressive-like behavior and decrease in brain BDNF levels in rats.Neurosci

Lett. 2011; 493(3):145-8.

Ichiki K et al. Regulation of activator protein-1 activity in the mediastinal lymph node metastasis of lung cancer. Clin Exp Metastasis, 2000, 18(7):539-45.

Jagetia GC, Aggarwal BB, "Spicing up" the immune system by curcumin, J Clin Immunol, 2007, 27:19-35.

Jagetia GC, Rajanikant GK. Effect of curcumin on radiation-impaired healing of excisional wounds in mice. J Wound Care. 2004 Mar; 13(3):107-9.

Jiang J, Wang W, Sun YJ, et al. Neuroprotective effect of curcumin on focal cerebral ischemic rats by preventing blood-brain barrier damage. Eur J Pharmacol. 2007 Apr 30; 561(1-3):54-62.

Jobin C et al. Curcumin Blocks cytokine-Medicated NF-Kappa B Activation. J. Immunol (1999), 163:3474-83.

Johnson JJ, Mukhtar H. Curcumin for chemoprevention of colon cancer, Cancer Lett. 2007 Oct 8; 255(2):170-81.

Kamat AM et al. Curcumin potentiates the antitumor effects of Bacillus Calmette-Guerin against bladder cancer through the downregulation of NF-kappaB and upregulation of TRAIL receptors. Cancer Res. 2009, Dec 1; 69 (23):8958-66.

Kim GY, Kim KH, Lee SH, et al. Curcumin inhibits immunostimulatory function of dendritic cells: MAPKs and translocation of NF-kappa B as potential targets. J Immunol. 2005 Jun 15; 174(12):8116-24.

Kim SJ et al. Curcumin stimulates proliferation of embtyonic neural progenitor cells and neurogenesis in the adult hippocampus. J Biol Chem. 2008; 283(21):14497-505.

Kunnumakkara AB, Guha S, Krishnan S, et al. Curcumin potentiates antitumor activity of gemcitabine in an orthotopic model of pancreatic cancer through suppression of proliferation, angiogenesis, and inhibition of nuclear factor-kappaB-regulated gene products. Cancer Res. 2007 Apr 15; 67(8):3853-61.

Kunnumakkara A.B. et al; Curcumin and Colorectal Cancer: Add Spice to your Life; in: Current Colorectal Cancer Reports 2009, 5:5-14.

Kurup VP, Barrios CS, Raju R, et al. Immune response modulation by curcumin in a latex allergy model. Clin Mol Allergy. 2007;51.

Lal B, Kapoor AK, Asthana OP, et al. Efficacy of curcumin in the management of chronic anterior uveitis, Phytother Res, 1999, 13:318-22.

Lao CD, Ruffin MT 4th, Normolle D, et al. Dose escalation of a curcuminoid formulation BMC Complement Altern Med, 2006, 6:10.

Leray V et al.Effect of citrus polyphenol- and curcumin-supplemented diet on inflammatory state in obese cats. Br J Nutr. 2011 Oct; 106 Suppl 1:S198-201.

Lev-Ari S et al. Curcumin induces apoptosis and inhibits growth of orthotopic human non-small cell lungcancer xenografts. J. Nutr Biochem, 2014; 25(8):843-50.

Li M, Zhang Z, Hill DL, Wang H, Zhang R. Curcumin, a dietary component, has anticancer, chemosensitization, and radiosensitization effects by down-regulating the MDM2 oncogene through the PI3K/mTOR/ETS2 pathway. Cancer Res. 2007 Mar 1; 67(5):1988-96.

Li et al. Curcumin prevents and reverses murine cardiac hypertrophy. Journal of Clinical Invest.igation 2008 Mar; 118(3):879-93.

Lidsky TI, Schneider JS. Lead neurotoxicity in children: basic mechanisms and clinical correlates. Brain. 2003 Jan; 126 (Pt 1):5-19.

Lim GP, Chu T, Yang F, et al. The curry spice curcumin reduces oxidative damage and amyloid pathology in an Alzheimer transgenic mouse. J Neurosci. 2001 Nov 1; 21(21):8370-7.

Limtrakul P. Curcumin as chemosensitizer. Adv Exp Med Biol. 2007; 595:269-300.

Lin JK. Molecular targets of curcumin. Adv Exp Med Biol. 2007; 595:227-43.

Lin et al. Curcumin inhibits the migration and invasion of human a549 lung cancer cells through the inhibition of matrix metalloproteinase -2 –nd –9 and vascular endothelial growth factor (VEGF).n Cancer Letters 2009; 285(2):127-33.

Lopresti AL et al. Curcumin for the treatment of major depression: A randomised, double-blind, placebo controlled study.Journal of Affective Disorders 167 (2014), 368-375.

Maheshwari RK, Singh AK, Gaddipati J, Srimal RC. Multiple biological activities of curcumin: a short review. Life Sci. 2006 Mar 27; 78(18):2081-7.

Marcu MG, Jung YJ, Lee S, et al. Curcumin is an inhibitor of p300 histone acetyltransferase, Med Chem, 2006, 2:169-74.

McBarron J. Curcumin. The 21st Century Cure. 2012.

Meeran SM, Ahmed A, Tollefsbol TO. Epigenetic targets of bioactive dietary components for cancer prevention and therapy. Clin Epigenetics. 2010; 1(3-4):101- 116.

Menon VP, Sudheer AR. Antioxidant and anti-inflammatory properties of curcumin. Adv Exp Med Biol. 2007; 595:105-25.

Miriyala S, Panchatcharam M, Rengarajulu P. Cardioprotective effects of curcumin. Adv Exp Med Biol. 2007; 595:359-77.

Mishra S , Paöanivelu K. The effect of curcumin (turmeric) on Alzheimer's desease: An overwiew. Ann Indian Acad Neurol. 2008, Jan-Mar; 11(1):13-19.

Mohan R et al.Curcuminoids Inhibit the Angiogenic Response. Journal of Biological Chemistry (2000), 275 (14):10:405-412.

Mosley CA, Liotta DC, Snyder JP. Highly active anticancer curcumin analogues. Adv Exp Med Biol. 2007; 595:77-103.

Na LX, Zhang YL, Li Y, et al. Curcumin improves insulin resistance in skeletal muscle of rats. Nutr Metab Cardiovasc Dis. 2011 Jul; 21(7):526-33.

Ng TP, Chiam PC, Lee T, et al. Curry consumption and cognitive function in the elderly. Am J Epidemiol. 2006 Nov 1; 164(9):898-906.

O'Sullivan-Coyne G, T R O'Donovan, K Piwocka and S L McKenna: Curcumin induces apoptosis-independent death in oesophageal cancer cells, British Journal of Cancer (2009) Nov 3; 101(9):1585–1595.

O'Sullivan-Coyne et al. Curcumin induces apoptosis-independent death in oesophageal cancer cells. British Journal of Cancer, 2009, 101, 1585-1595.

o.V. Curcuma longa (turmeric). Monograph. Altern Med Rev. 2001 Sep; 6 Suppl S62-6.

o.V. Curcuma gegen Darmpolypen. Pharmazeutische Zeitung, Online-Ausgabe 32/2006.

Osawa T. Nephroprotective and hepatoprotective effects of curcuminoids. Adv Exp Med Biol. 2007; 595:407-23.

Pal S, Bhattacharyya S, Choudhuri T, et al. Amelioration of immune cell number depletion and potentiation of depressed detoxification system of tumor-bearing mice by curcumin. Cancer Detect Prev. 2005; 29(5):470-8.

Pandav R et al. Apolipoprotein E polymorphism and Alzheimer's disease: The indo-US cross-national dementia study. Arch Neurol 2000; 57:824-30.

Patel B ,Majumdar A.P. Synergistic role of curcumin with current therapeutics in colorectal cancer: minireview. Nutr Cancer, 2009 Nov; 61 (6):842-6.

Peeyush KT, Gireesh G, Jobin M, Paulose CS. Neuroprotective role of curcumin in the cerebellum of streptozotocin-induced diabetic rats. Life Sci. 2009; 85(19-20):704-10

Perkins S, Verschoyle RD, Hill K, et al. Chemopreventive efficacy and pharmacokinetics of curcumin in the min/+ mouse, a model of familial adenomatous polyposis. Cancer Epidemiol Biomarkers Prev. 2002 Jun; 11(6):535-40.

Poma P, Notarbartolo M, Labbozzetta M, et al. The antitumor activities of curcumin and of its isoxazole analogue are not affected by multiple gene expression changes in an MDR model of the MCF-7 breast cancer cell line: Analysis of the possible molecular basis. Int J Mol Med. 2007 Sep; 20(3):329-35.

Prucksunand C et al.Phase II Clinical Trial on Effect of the long turmeric on healing of peptic ulcer. Southeast Asian J Trop Med Public Health. 2001 Mar; 32(1):208-15.

Rajasekaran SA. Therapeutic potential of curcumin in gastrointestinal diseases. World J Gastrointest Pathophysiol. 2011; 2(1):1-14.

Rasyid A, Rahman AR, Jaalam K, Lelo A. Effect of different curcumin dosages on human gall bladder, Asia Pac J Clin Nutr, 2002, 11:314-18.

Robert Koch Institut: Themenheft 51 „Depressive Erkrankungen". Berlin 2010.

Rungseesantivanon S, Thenchaisri N, Ruangvejvorachai P, Patumraj S. Curcumin supplementation could improve diabetesinduced endothelial dysfunction associated with decreased vascular superoxide production and PKC inhibition. BMC Complement Altern Med. 2010; 10:57.

Salvioli S, Sikora E, Cooper EL, Franceschi C. Curcumin in Cell Death Processes: A Challenge for CAM of Age-Related Pathologies. Evid Based Complement Alternat Med. 2007 Jun; 4(2):181-90.

Sanmukhani J et al. Efficacy and safety of curcumin in major depressive disorder: a randomized controlled trial. Phytother Res. 2014 Apr; 28(4):579-85

Scapagnini G, Colombrita C, Amadio M, et al. Curcumin activates defensive genes and protects neurons against oxidative stress. Antioxid Redox Signal. 2006 Mar; 8(3-4):395-403.

Seo KI, Choi MS, Jung UJ, et al. Effect of curcumin supplementation on blood glucose, plasma insulin, and glucose homeostasis related enzyme activities in diabetic db/db mice. Mol Nutr Food Res. 2008; 52(9):995- 1004.

Shakibaei M, Buhrmann C, Kraehe P, Shayan P, Lueders C, Goel A. Curcumin chemosensitizes 5-fluorouracil resistant MMR-deficient human colon cancer cells in high density cultures. PLoS One. 2014 Jan 3;9(1):e85397

Sharma RA, McLelland HR, Hill KA, et al. Pharmacodynamic and pharmacokinetic study of oral Curcuma extract in patients with colorectal cancer, Clin Cancer Res, 2001, 7:1894-1900.

Sharma RA, Euden SA, Platton SL, et al. Phase I clinical trial of oral curcumin: biomarkers of systemic activity and compliance, Clinical Cancer Res, 2004, 10:6847-54.

Shehzad A, Wahid F, Lee YS. Curcumin in cancer chemoprevention: molecular targets, pharmacokinetics, bioavailability, and clinical trials. Arch Pharm (Weinheim). 2010; 343(9):489-99.

Shin SK HA TY McGregor RA Choi MS. Long-term curcumin administration protects against atherosclerosis via hepatic regulation of lipoprotein cholesterol metabolism. Mol Nutr Food Res. 2011 Nov 7.

Shishodia S, Sethi G, Aggarwal BB. Curcumin: getting back to the roots. Ann NY Acad Sci. 2005 Nov; 1056:206-17.

Shishodia S, Singh T, Chaturvedi MM. Modulation of transcription factors by curcumin. Adv Exp Med Biol. 2007; 595:127-48.

Shoba G, Joy D, Joseph T, et al. Influence of piperine on the pharmacokinetics of curcumin in animals and human volunteers. Planta Med. 1998 May; 64(4):353-6.

Shoskes D, Lapierre C, Cruz-Correa M, et al. Beneficial effects of the bioflavonoids curcumin and quercetin on early function in cadaveric renal transplantation: a randomized placebo controlled trial, Transplantation, 2005, 80:1556-59.

Shukla PK, Khanna VK, Khan MY, Srimal RC. Protective effect of curcumin against lead neurotoxicity in rat. Hum Exp Toxicol. 2003 Dec; 22(12):653-8.

Sidhu GS, Mani H, Gaddipati J, Singh AK et al.Curcumin enhances wound healing in streptozotocin induced diabetic rats and genetically diabetic mice. Wound Repair Regen. 1999 Sep-Oct; 7(5):362-74.

Singh S, Khar A. Biological effects of curcumin and its role in cancer chemoprevention and therapy. Anticancer Agents Med Chem. 2006 May; 6(3):259-70.

Siwak D et al. Cancer, Online-Vorveröffentlichung DOI: 10.1002/cncr.21216.

Soni et al. Effect of oral curcumin administration on serum peroxides and cholesterol levels in human volunteers. Indian J Physiol Pharmacol. 1992 Oct; 36(4):273-5.

South EH, Exon JH, Hendrix K. Dietary curcumin enhances antibody response in rats. Immunopharmacol Immunotoxicol. 1997 Feb; 19(1):105-19.

Srimal RC. Turmeric: a brief review of medicinal properties.Fitoterapia.1997; LXVIII:6; 483-493.

Surh YJ, Chun KS. Cancer chemopreventive effects of curcumin. Adv Exp Med Biol. 2007; 595:149-72.

Suryanarayana P, Krishnaswamy K, Reddy GB. Effect of curcumin on galactose-induced cataractogenesis in rats. Mol Vis. 2003 Jun 9; 9:223-30.

Teiten MH, Gaascht F, Eifes S, Dicato M, Diederich M. Chemopreventive potential of curcumin in prostate cancer. Genes Nutr 2010; 5:61-74.

Thamlikitkul et al., Randomized double blind study of Curcuma domestica Val. for dyspepsia. J Med Assoc Thai. 1989; 72:613-620.

Thangapazham RL, Sharma A, Maheshwari RK. Beneficial role of curcumin in skin diseases. Adv Exp Med Biol. 2007; 595:343-57.

Thangapazham RL, Sharma A, Maheshwari RK. Multiple molecular targets in cancer chemoprevention by curcumin. AAPS J. 2006;8(3):E443-9.

Tharakan ST et al. Curcumin potentiates the antitumor effects of gemcitabine in an orthotopic model of human bladder cancer through suppression of proliferative and angiogenic biomarkers. Biochem Pharmacol. 2009 Aug 12.

University Of Texas M. D. Anderson Cancer Center. Potent Spice Works To Block Growth Of Melanoma In Lab Test. ScienceDaily 14.7.2005.

Usharani P, Mateen AA, Naidu MU, Raju YS, Chandra N. Effect of NCB-02, atorvastatin and placebo on endothelial function, oxidative stress and inflammatory markers in patients with type 2 diabetes mellitus: a randomized, parallel-group, placebo-controlled, 8-week study. Drugs R D. 2008; 9(4):243-50.

Verma et al. Curcumin and genistein, plant natural products, show synergistic inhibitory effects on the growth of human breast cancer MCF-7 cells induced by estrogenic pesticides., Biochem Biophys Res Commun. 1997 Apr 28; 233(3):692-6.

Wang W, Bernard K, Li G, Kirk KL. Curcumin opens cystic fibrosis transmembrane conductance regulator channels by a novel mechanism that requires neither ATP binding nor dimerization of the nucleotide-binding domains. J Biol Chem. 2007 Feb 16; 282(7):4533-44.

Wang X et al. Curcumin inhibits neurotensin-mediated interleukin-8-production and migration of HCT116 human colon cancer cells. Clinical Cancer Research. Sep 15, 2006;12.

Wancata J et a. Number of dementia sufferers in Europe between the years 2000 and 2050. Eur Psychiatry 2003, 18:306-313.

Wu A, Ying Z, Gomez-Pinilla F. Dietary curcumin counteracts the outcome of traumatic brain injury on oxidative stress, synaptic plasticity, and cognition. Exp Neurol. 2006 Feb;197(2):309-17.

Xu Y, Ku B, Tie L, et al. Curcumin reverses the effects of chronic stress on behavior, the HPA axis, BDNF expression and phosphorylation of CREB. Brain Res. 2006 Nov 29; 1122(1):56-64.

Xu Y, Ku BS, Yao HY, et al. The effects of curcumin on depressive-like behaviors in mice. Eur J Pharmacol. 2005; 518(1):40-6.

Yang F, Lim GP, Begum AN, et al. Curcumin inhibits formation of amyloid beta oligomers and fibrils, binds plaques, and reduces amyloid in vivo. J Biol Chem. 2005 Feb 18; 280(7):5892-901.

Zhang L, Fiala M, Cashman J, et al. Curcuminoids enhance amyloid-beta uptake by macrophages of Alzheimer's disease patients. J Alzheimers Dis. 2006 Sep;10(1):1-7.

# Wissenschaftliche Quellen


1. Aggarwal BB, Sundaram C, Malani N, Ichikawa H.Curcumin: the Indian solid gold. Adv Exp Med Biol. 2007; 59:51-75.
2. Anand P, Kunnumakkara AB, Newman RA, Aggarwal BB. Bioavailability of curcumin: problems and promises. Mol Pharm. 2007; 4(6):807-818.
3. Osawa T. Nephroprotective and hepatoprotective effects of curcuminoids. Adv Exp Med Biol. 2007; 595:407-23.
4. Miriyala S, Panchatcharam M, Rengarajulu P. Cardioprotective effects of curcumin. Adv Exp Med Biol. 2007; 595:359-77.
5. Cole GM, Teter B, Frautschy SA. Neuroprotective effects of curcumin. Adv Exp Med Biol. 2007; 595:197-212.
6. Lim GP, Chu T, Yang F, et al. The curry spice curcumin reduces oxidative damage and amyloid pathology in an Alzheimer transgenic mouse. J Neurosci. 2001 Nov 1; 21(21):8370-7.
7. Bright JJ. Curcumin and autoimmune disease. Adv Exp Med Biol. 2007; 595:425-51.
8. Arun N, Nalini N.; Efficacy of turmeric on blood sugar and polyol pathway in diabetic albino rats.; Plant Foods Hum Nutr. 2002; 57(1):41-52.
9. Thangapazham RL, Sharma A, Maheshwari RK.; Beneficial role of curcumin in skin diseases. Adv Exp Med Biol. 2007; 595:343-57.
10. Dujic J, Kippenberger S, Hoffmann S, et al. Low concentrations of curcumin induce growth arrest and apoptosis in skin keratinocytes only in combination with UVA or visible light. J Invest Dermatol. 2007 Aug; 127(8):1992-2000.
11. Goel A, Jhurani S, Aggarwal BB. Multi-targeted therapy by curcumin: how spicy is it?. Mol Nutr Food Res. 2008; 52(9):1010-30
12. Chandran B,Goel A. A randomized, pilot study to assess the efficacy and safety of curcumin in patients with active rheumatoid arthritis. Phytother Res. 2012 Nov; 26(11):1719-25
13. Buechi S,Bolli R. Kurkuma, die Gelbwurz. Botanische, pharmakologische und klinische Aspekte. phytotherapie, 4, 2004
14. Benny M, Antony B. Bioavailability of BioCurcumax™ (BCM-95™). Spice India.September, 2006 :11-15.
15. Scapagnini G. et al; Curcumin activates defensive genes and protects neurons against oxidative stress; in: Antiooxid Redox Signal. 2006 Mar-Apr; 8(3-4):395-403.
16. Salvioli S, Sikora E, Cooper EL, Franceschi C. Curcumin in Cell Death Processes: A Challenge for CAM of Age-Related Pathologies. Evid Based Complement Alternat Med. 2007 Jun; 4(2):181-90.
17. Li M, Zhang Z, Hill DL, Wang H, Zhang R. Curcumin, a dietary component,

has anticancer, chemosensitization, and radiosensitization effects by down-regulating the MDM2 oncogene through the PI3K/mTOR/ETS2 pathway. Cancer Res. 2007 Mar 1; 67(5):1988-96.

18. Anand P et al. Curcumin and cancer: An „old-age“ disease with an „age-old“ solution. Cancer Letter 267 (2008), S.133-164
19. Jagetia GC, Aggarwal BB. "Spicing up" of the immune system by curcumin. J Clin Immunol. 2007 Jan; 27(1):19-35.
20. Bhattacharyya S, Mandal D, Sen GS, et al. Tumor-induced oxidative stress perturbs nuclear factor-kappaB activity-augmenting tumor necrosis factor-alpha-mediated T-cell death: protection by curcumin. Cancer Res. 2007 Jan 1; 67(1):362-70.
21. Johnson JJ, Mukhtar H. Curcumin for chemoprevention of colon cancer. Cancer Lett. 2007 Oct 8; 255(2):170-81.
22. Thangapazham RL, Sharma A, Maheshwari RK. Multiple molecular targets in cancer chemoprevention by curcumin. AAPS J. 2006; 8(3):E443-9.
23. Li M, Zhang Z, Hill DL, Wang H, Zhang R. Curcumin, a dietary component, has anticancer, chemosensitization, and radiosensitization effects by down-regulating the MDM2 oncogene through the PI3K/mTOR/ETS2 pathway. Cancer Res. 2007 Mar 1; 67(5):1988-96.
24. Teiten MH, Gaascht F, Eifes S, Dicato M, Diederich M. Chemopreventive potential of curcumin in prostate cancer. Genes Nutr 2010; 5:61-74 / Chrubasik-Hausmann S.Kurkuma. Publikation an der Universitätsklinik Freiburg, 2015
25. Hebert JR, Ghumare SS, Gupta PC. Stage at diagnosis and relative differences in breast and prostate cancer incidence in India: comparison with the United States. Asian Pac J Cancer Prev. 2006 Oct; 7(4):547-55.
26. Kunnumakkara AB, Guha S, Krishnan S, et al. Curcumin potentiates antitumor activity of gemcitabine in an orthotopic model of pancreatic cancer through suppression of proliferation, angiogenesis, and inhibition of nuclear factor-kappaB-regulated gene products. Cancer Res. 2007 Apr 15; 67(8):3853-61.
27. Johnson JJ, Mukhtar H. Curcumin for chemoprevention of colon cancer. Cancer Lett. 2007 Oct 8; 255(2):170-81.
28. Howells LM, Mitra A, Manson MM. Comparison of oxaliplatin- and curcumin-mediated antiproliferative effects in colorectal cell lines. Int J Cancer. 2007 Jul 1; 121(1):175-83.
29. Kunnumakkara A.B. et al; Curcumin and Colorectal Cancer: Add Spice to your Life; in: Current Colorectal Cancer Reports 2009, 5:5-14.
30. Kunnumakkara A.B. et al; Curcumin and Colorectal Cancer: Add Spice to your Life; in: Current Colorectal Cancer Reports 2009, 5:5-14.
31. o.V. Curcuma gegen Darmpolypen. Pharmazeutische Zeitung, Online-Ausgabe 32/2006.

32. Garcea G. et al; Consumption of the Putative Chemopreventive Agent Curcumin by Cancer Patients: Assessment of Curcumin Levels in the Colorectum and their pharmacodynamic Consequences; in: Cancer Epidemiology Biomarkers Prev 2005; Jan; 14(1):120-25.

33. Verma et al. Curcumin and genistein, plant natural products, show synergistic inhibitory effects on the growth of human breast cancer MCF-7 cells induced by estrogenic pesticides., Biochem Biophys Res Commun. 1997 Apr 28; 233(3):692-6.

34. Poma P, Notarbartolo M, Labbozzetta M, et al. The antitumor activities of curcumin and of its isoxazole analogue are not affected by multiple gene expression changes in an MDR model of the MCF-7 breast cancer cell line: Analysis of the possible molecular basis. Int J Mol Med. 2007 Sep; 20(3):329-35.

35. O'Sullivan-Coyne G, T R O'Donovan, K Piwocka and S L McKenna: Curcumin induces apoptosis-independent death in oesophageal cancer cells, British Journal of Cancer (2009) Nov 3; 101(9):1585–1595.

36. Siwak D et al. Cancer, Online-Vorveröffentlichung DOI: 10.1002/cncr.21216.

37. Shehzad A, Wahid F, Lee YS. Curcumin in cancer chemoprevention: molecular targets, pharmacokinetics, bioavailability, and clinical trials. Arch Pharm (Weinheim). 2010; 343(9):489-99.

38. Chrubasik-Hausmann S.Kurkuma. Publikation an der Universitätsklinik Freiburg, 2015

39. Jobin C et al. Curcumin Blocks cytokine-Medicated NF-Kappa B Activation. J. Immunol (1999), 163:3474-83.

40. Ichiki K et al. Regulation of activator protein-1 activity in the mediastinal lymph node metastasis of lung cancer. Clin Exp Metastasis, 2000, 18(7):539-45.

41. Lev-Ari S et al. Curcumin induces apoptosis and inhibits growth of orthotopic human non-small cell lungcancer xenografts. J. Nutr Biochem, 2014; 25(8):843-50

42. Patel B, Majumdar A.P. Synergistic role of curcumin with current therapeutics in colorectal cancer: minireview. Nutr Cancer, 2009 Nov; 61 (6):842-6 / Byan S.Y et al. Curcumin ameliorates the tumor-enhancing effects of a high-protein diet in an azoxymethane-induced mouse model of colon carcinogenesis. Nutr Res. 2015; 35 (8):726-35

43. Kunnumakkara A.B et al. Curcumin and Colorectal Cancer: Add Spice to your Life. Current Colorectal Cancer Reports 2009, 5:5-14

44. Tharakan ST et al. Curcumin potentiates the antitumor effects of gemcitabine in an orthotopic model of human bladder cancer through suppression of proliferative and angiogenic biomarkers. Biochem Pharmacol. 2009 Aug 12

45. Dorai T et al. Therapeutic potential of curcumin in human prostate cancer. III. Curcumin inhibits proliferation, induces apoptosis, and inhibits angiogenesis of LNCaP prostate cancer cells in vivo. Prostate 2001, June 1; 47 (4): 292-303

46. Deepa Das A et al. Comparative study of the efficacy of curcumin and turmeric as chemopreventative agents in oral submucous fibrosis: a clinical and histopathological evaluation.JIAOMR; April-June 2010; 22(2):88-92)

47. Mohan R et al.Curcuminoids Inhibit the Angiogenic Response. Journal of Biological Chemistry (2000), 275 (14):10:405-412.

48. Antony S et al. Immunomodulatary Acitvity of Curcumin. Immunol Invest, 1999, 28:291-303.

49. Ciolino HP et al. Affect of Curcumin on the Aryl Hydrocarbon Receptor an Cytochrome p-450 1A1 in MCF-7 Human Breast Carcinoma Cells. Biochem Pharmacal, 56 (1998):197-206.

50. University Of Texas M. D. Anderson Cancer Center. Potent Spice Works To Block Growth Of Melanoma In Lab Test. ScienceDaily 14.7.2005

51. O'Sullivan-Coyne et al. Curcumin induces apoptosis-independent death in oesophageal cancer cells. British Journal of Cancer, 2009, 101, 1585-1595

52. Kamat AM et al. Curcumin potentiates the antitumor effects of Bacillus Calmette-Guerin against bladder cancer through the downregulation of NF-kappaB and upregulation of TRAIL receptors. Cancer Res. 2009, Dec 1; 69 (23):8958-66

53. Mohan R et al. Curcuminoids Inhibit the Angiogenic Response. Journal of Biological Chemistry (2000), 275 (14):10:405-412.

54. Hong JH et al.The effects of Curcumin on the invasiveness of prostate cancer in vitro and in vivo.Prostate Cancer Prostatic Dis. 2006, 9:147-52

55. Lin et al. Curcumin inhibits the migration and invasion of human a549 lung cancer cells through the inhibition of matrix metalloproteinase -2 –nd –9 and vascular endothelial growth factor (VEGF).n Cancer Letters 2009; 285(2):127-33

56. Wang X et al. Curcumin inhibits neurotensin-mediated interleukin-8-production and migration of HCT116 human colon cancer cells. Clinical Cancer Research. Sep 15, 2006;12

57. Buhrmann C et al. Curcumin suppresses crosstalk between colon cancer stem cells and stromal fibroblasts in the tumor microenvironment: potential role of EMT. PLoS ONE. 2014;9(9): e107514.

58. Meeran SM, Ahmed A, Tollefsbol TO. Epigenetic targets of bioactive dietary components for cancer prevention and therapy. Clin Epigenetics. 2010; 1(3-4):101- 116.

59. Li M, Zhang Z, Hill DL, Wang H, Zhang R. Curcumin, a dietary component, has anticancer, chemosensitization, and radiosensitization effects by down-regulating the MDM2 oncogene through the PI3K/mTOR/ETS2 pathway. Cancer Res. 2007 Mar 1; 67(5):1988-96.

60. Goel A.„ Aggarwal BB. Curcumin, the golden spice from Indian saffron, is a chemosensitizer and radiosensitizer for tumors and chemoprotector and radioprotector for normal organs. Nutr Cancer. 2010; 62(7):919- 30.

61. Shakibaei M, Buhrmann C, Kraehe P, Shayan P, Lueders C, Goel A. Curcumin chemosensitizes 5-fluorouracil resistant MMR-deficient human colon cancer cells in high density cultures. PLoS One. 2014 Jan 3;9(1):e85397

62. Hejazi J et al.. A Pilot Clinical Trial of Radioprotective Effects of Curcumin Supplementation in Patients with Prostate Cancer. J Cancer SciTherVolume, 2013

63. Aggarwal BB et al. Anticancer potential of curcumin: preclinical and clinical studies. Anticancer Res. 2003, Jan-Feb;23 (1A):363-98.

64. Johnson JJ, Mukhtar H. Curcumin for chemoprevention of colon cancer. Cancer Lett, 2007 Oct. 8; 255(2):170-81

65. Jiang J, Wang W, Sun YJ, et al. Neuroprotective effect of curcumin on focal cerebral ischemic rats by preventing blood-brain barrier damage. Eur J Pharmacol. 2007 Apr 30; 561(1-3):54-62.

66. Li et al. Curcumin prevents and reverses murine cardiac hypertrophy. Journal of Clinical Invest.igation 2008 Mar; 118(3):879-93.

67. Soni et al. Effect of oral curcumin administration on serum peroxides and cholesterol levels in human volunteers. Indian J Physiol Pharmacol. 1992 Oct; 36(4):273-5

68. Shin SK, HA TY, McGregor RA, Choi MS. Long-term curcumin administration protects against atherosclerosis via hepatic regulation of lipoprotein cholesterol metabolism. Mol Nutr Food Res. 2011 Nov 7.

69. Buechi S Bolli R. Kurkuma, die Gelbwurz. Botanische, pharmakologische und klinische Aspekte. phytotherapie, 4, 2004

70. Gaziano JM, Hennekens CH, O'Donnell CJ, Breslow JL, Buring JE. Fasting triglycerides, high-density lipoprotein, and risk of myocardial infarction. Circulation. 1997; 96(8):2520-5.

71. Usharani P, Mateen AA, Naidu MU, Raju YS, Chandra N. Effect of NCB-02, atorvastatin and placebo on endothelial function, oxidative stress and inflammatory markers in patients with type 2 diabetes mellitus: a randomized, parallel-group, placebo-controlled, 8-week study. Drugs R D. 2008; 9(4):243-50.

72. El-Moselhy MA, Taye A, Sharkawi SS, El-Sisi SF, Ahmed AF. The antihyperglycemic effect of curcumin in high fat diet fed rats. Role of TNF-⊠⊠and free fatty acids. Food Chem Toxicol. 2011; 49(5):1129-40.

73. Na LX, Zhang YL, Li Y, et al. Curcumin improves insulin resistance in skeletal muscle of rats. Nutr Metab Cardiovasc Dis. 2011 Jul; 21(7):526-33./ Seo KI, Choi MS, Jung UJ, et al. Effect of curcumin supplementation on blood glucose, plasma insulin, and glucose homeostasis related enzyme activities in diabetic db/db mice. Mol Nutr Food Res. 2008; 52(9):995- 1004.

74. Gupta SK, Kumar B, Nag TC, et al. Curcumin prevents experimental diabetic retinopathy in rats through its hypoglycemic, antioxidant, and anti-inflammatory mechanisms. J Ocul Pharmacol Ther. 2011; 27(2):123-30/ Peeyush KT, Gireesh G, Jobin M, Paulose CS. Neuroprotective role of curcumin in the cere-

bellum of streptozotocin-induced diabetic rats. Life Sci. 2009; 85(19-20):704-10/ Rungseesantivanon S, Thenchaisri N, Ruangvejvorachai P, Patumraj S. Curcumin supplementation could improve diabetesinduced endothelial dysfunction associated with decreased vascular superoxide production and PKC inhibition. BMC Complement Altern Med. 2010;10:57.

75. Cole GM, Teter B, Frautschy SA. Neuroprotective effects of curcumin. Adv Exp Med Biol. 2007; 595:197-212.
76. Lidsky TI, Schneider JS. Lead neurotoxicity in children: basic mechanisms and clinical correlates. Brain. 2003 Jan; 126 (Pt 1):5-19.
77. Dairam A, Limson JL, Watkins GM, Antunes E, Daya S. Curcuminoids, curcumin, and demethoxycurcumin reduce lead-induced memory deficits in male Wistar rats. J Agric Food Chem. 2007 Feb 7; 55(3):1039-44.
78. Shukla PK, Khanna VK, Khan MY, Srimal RC. Protective effect of curcumin against lead neurotoxicity in rat. Hum Exp Toxicol. 2003 Dec; 22(12):653-8.
79. Daniel S, Limson JL, Dairam A, Watkins GM, Daya S. Through metal binding, curcumin protects against lead- and cadmium-induced lipid peroxidation in rat brain homogenates and against lead-induced tissue damage in rat brain. J Inorg Biochem. 2004 Feb; 98(2):266-75.
80. Scapagnini G, Colombrita C, Amadio M, et al. Curcumin activates defensive genes and protects neurons against oxidative stress. Antioxid Redox Signal. 2006 Mar; 8(3-4):395-403.
81. Wu A, Ying Z, Gomez-Pinilla F. Dietary curcumin counteracts the outcome of traumatic brain injury on oxidative stress, synaptic plasticity, and cognition. Exp Neurol. 2006 Feb; 197(2):309-17.
82. Braverman ER, Chen TJ, Prihoda TJ, et al. Plasma growth hormones, P300 event-related potential and test of variables of attention (TOVA) are important neuroendocrinological predictors of early cognitive decline in a clinical setting: Evidence supported by structural equation modeling (SEM) parameter estimates. Age (Dordr). 2007 Sep; 29(2-3):55-67.
83. Ng TP, Chiam PC, Lee T, et al. Curry consumption and cognitive function in the elderly. Am J Epidemiol. 2006 Nov 1; 164(9):898-906.
84. Wancata J et a. Number of dementia sufferers in Europe between the years 2000 and 2050. Eur Psychiatry 2003, 18:306-313.
85. Brookmeyer R et al. Forecasting the global burden of Alzheimer's Desease. Alzheimer's and Dementia, Volume 3, Issue 3, Pages 186-191 (July 2007).
86. Pandav R et al. Apolipoprotein E polymorphism and Alzheimer's disease: The indo-US cross-national dementia study. Arch Neurol 2000; 57:824-30.
87. Fiala M, Lin J, Ringman J, et al. Ineffective phagocytosis of amyloid-beta by macrophages of Alzheimer's disease patients. J Alzheimers Dis. 2005 Jun; 7(3):221-32.
88. Yang F, Lim GP, Begum AN, et al. Curcumin inhibits formation of amyloid beta oligomers and fibrils, binds plaques, and reduces amyloid in vivo. J Biol

Chem. 2005 Feb 18; 280(7):5892-901.

89. Zhang L et al. Curcuminoids enhance amyloid-beta uptake by macrophages of Alzheimers desease Patients.J Alzheimers Dis. 2006 Sep; 10(1):1-7.

90. Garcia-Alloza M. Curcumin labels amyloid pathology in vivo, disrupts existing plaques, and partially restores distorted neurites in an Alzheimer mouse model. J Neurochem. 2007;102:1095-1104

91. Baum L et al. Six-month randomized, placebo-controlled, double-blind, pilot clinical trial of curcumin in patients with Alzheimer disease. J Clin Psychopharmacol. 2008; 28(1):110-113

92. McBarron J. Curcumin. The 21st Century Cure. 2012 / Kim SJ et al. Curcumin stimulates proliferation of embtyonic neural progenitor cells and neurogenesis in the adult hippocampus. J Biol Chem. 2008; 283(21):14497-505

93. Mishra S , Paöanivelu K. The effect of curcumin (turmeric) on Alzheimer's desease: An overwiew. Ann Indian Acad Neurol. 2008, Jan-Mar; 11(1):13-19.

94. Aisen P et al.Effects of Rofecoxib or Naproxen vs Placebo on Alzheimer Disease Progression. A Randomized Controlled Trial. Jama 2003; 289 (21): 2819-2826.

95. Robert Koch Institut: Themenheft 51 „Depressive Erkrankungen". Berlin 2010

96. Xu Y, Ku BS, Yao HY, et al. The effects of curcumin on depressive-like behaviors in mice. Eur J Pharmacol. 2005;518(1):40-6/ Huang Z, Zhong XM, Li ZY, Feng CR, Pan AJ, Mao QQ. Curcumin reverses corticosteroneinduced depressive-like behavior and decrease in brain BDNF levels in rats. Neurosci Lett. 2011; 493(3):145-8.

97. Sanmukhani J et al.Efficacy and safety of curcumin in major depressive disorder: a randomized controlled trial. Phytother Res. 2014 Apr; 28(4):579-85

98. Lopresti AL et al. Curcumin for the treatment of major depression: A randomised, double-blind, placebo controlled study.Journal of Affective Disorders 167 (2014), 368-375

99. Hanai et al. Curcumin maintenance therapy for ulcerative colitis: randomized, multicenter, double-blind, placebo-controlled trial. Clin Gastroenterol Hepatol. 2006 Dec; 4(12):1502-6.

100. Holt PR, Katz S, Kirshoff R. Curcumin therapy in inflammatory bowel disease: a pilot study. Dig Dis Sci. 2005; 50(11):2191-3.

101. Bereswill S, Muñoz M, Fischer A et al. Anti-inflammatory effects of resveratrol, curcumin and simvastatin in acute small intestinal inflammation. PLoS One. 2010;5(12):e15099.

102. Buechi S,Bolli R. Kurkuma, die Gelbwurz. Botanische, pharmakologische und klinische Aspekte. phytotherapie, 4, 2004

103. Prucksunand C et al.Phase II Clinical Trial on Effect of the long turmeric on healing of peptic ulcer. Southeast Asian J Trop Med Public Health. 2001 Mar; 32(1):208-15.

104. Bundy R, Walker AF, Middleton RW, Booth J. Turmeric extract may improve irritable bowel syndrome symptomology in otherwise healthy adults: a pilot study. J Altern Complement Med. 2004 Dec; 10(6):1015.

105. Thamlikitkul et al., Randomized double blind study of Curcuma domestica Val. for dyspepsia. J Med Assoc Thai. 1989; 72:613-620.

106. Egan ME et al. Curcumin, a major Constituent of Turmeric, corrects Cystic Fibrosis Defects. Science 23 April 2004: Vol 304, no. 5670, pp 600-602.

107. Ejaz et al. Curcumin inhibits adipogenesis in 3T3-L1 adipocytes and angiogenesis and obesity in C57/BL mice. J Nutr. 2009 May; 139(5):919-25.

108. Graham A. Curcumin adds spice to the debate: lipid metabolism in liver disease. Br J Pharmacol. 2009 Aug; 157(8):1352-3.

109. Leray V et al.Effect of citrus polyphenol- and curcumin-supplemented diet on inflammatory state in obese cats. Br J Nutr. 2011 Oct;106 Suppl 1:S198-201

110. Sharma RA, Euden SA, Platton SL, et al. Phase I clinical trial of oral curcumin: biomarkers of systemic activity and compliance, Clinical Cancer Res, 2004, 10:6847-54.

111. Henrotin Y, Clutterbuck AL, Allaway D et al. Biological actions of curcumin on articular cchondrocytes. Osteoarthritis Cartilage. 2010; 18(2):141-9.

112. Chandran B, Goel A. A randomized, pilot study to assess the efficacy and safety of curcumin in patients with active rheumatoid arthritis.Phytother Res. 2012 Nov; 26(11):1719-25.

113. Antony B, Kizhakedath R, Benny M, Kuruvilla BT. Clinical Evaluation of a herbal product (Rhulief™) in the management of knee osteoarthritis. Abstract 316. Osteoarthritis Cartilage. 2011; 19(S1):S145-S146.

114. Thangapazham RL,Sharma A,Maheshwari RK. Beneficial role of curcumin in skin diseases. Adv Exp Med Biol. 2007; 595:343- 57.

115. Sidhu GS, Mani H, Gaddipati J, Singh AK et al.Curcumin enhances wound healing in streptozotocin induced diabetic rats and genetically diabetic mice. Wound Repair Regen. 1999 Sep-Oct; 7(5):362-74.

116. Thangapazham RL, Sharma A, Maheshwari RK. Beneficial role of curcumin in skin diseases. Adv Exp Med Biol. 2007; 595:343- 57.

117. Jagetia GC, Rajanikant GK. Effect of curcumin on radiation-impaired healing of excisional wounds in mice. J Wound Care. 2004 Mar; 13(3):107-9.

118. Gupta SC, Patchva S,Koh W,Aggarwal BB. Discovery of Curcumin, a Component of the Golden Spice, and Its Miraculous Biological Activities. Clin Exp Pharmacol Physiol. 2011 / Rajasekaran SA. Therapeutic potential of curcumin in gastrointestinal diseases. World J Gastrointest Pathophysiol. 2011; 2(1):1-14 / Apisariyakul A et al.Antifungal activity of turmeric oil extracted from Kurkuma longa.Journal of Ethnopharmacology, Vol. 49, Issue 3, 15 December 1995, Pages 163-169 / Chrubasik-Hausmann S. Kurkuma. Publikation an der Universitätsklinik Freiburg, 2015

119. Heath DD, Khwaja F, Rock CL. Curcumin content of turmeric and curry powders. FASEB J. 2004;18(4):A125 / McBarron J. Curcumin. The 21st Century Cure.2012

120. Srimal RC. Turmeric: a brief review of medicinal properties. Fitoterapia.1997;LXVIII:6; 483-493

121. Antony B, Merina B, Iyer VS, et al. A Pilot Cross-Over Study to Evaluate Human Oral Bioavailability of BCM-95, A Novel Bioenhanced Preparation of Curcumin. Indian J Pharm Sci. 2008; 70(4):445-449 / Benny M, Antony B. Bioavailability of BioCurcumax™ (BCM-95™). Spice India.September, 2006 :11-15.

122. Antony B, Merina B, Iyer VS, et al. A Pilot Cross-Over Study to Evaluate Human Oral Bioavailability of BCM-95, A Novel Bioenhanced Preparation of Curcumin. Indian J Pharm Sci. 2008; 70(4):445-449.

123. Chainani-Wu. Safety and anti.inflammatory activity of Curcumin: A component of tumeric (Curcuma longa). Journal of Alternative and Complementary Medicine 2003; 9/1: 161-168

124. Hsu CH, Cheng AL. Clinical studies with curcumin. Adv Exp Med Biol. 2007; 595:471-80.

# Gutschein für GRATIS-Katalog

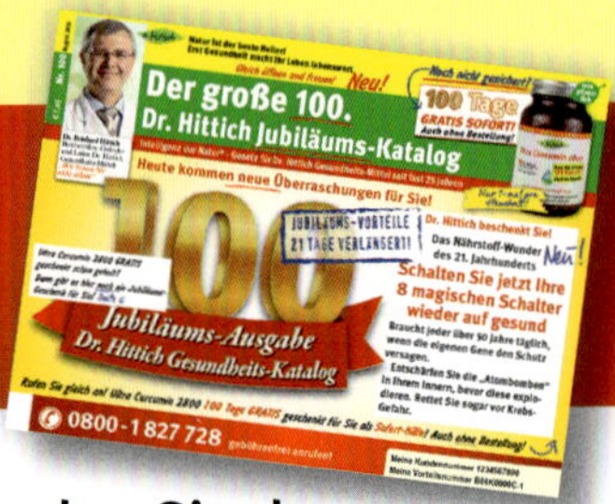


☑ **JA! Dr. Hittich! Bitte senden Sie den neuen Katalog an folgende Adressen:**

Dr. Hittich

Bitte im Briefumschlag einsenden an:

Dr. Hittich Gesundheits-Mittel
Postfach 400234
40242 Düsseldorf

Telefonisch geht's am bequemsten!
**0800 - 1 827 728**
gebührenfrei
**Fax: 0800 - 3 103 236**
**7 Tage für Sie persönlich da**
**Montag bis Samstag** 8 bis 20 Uhr
**Sonn- und Feiertage** 9 bis 18 Uhr
Plus Anrufbeantworter 7 Tage x 24 Stunden

Bitte leserlich ausfüllen

1

☐ Frau ☐ Herr

Name / Vorname

Straße / Hausnr.

PLZ / Ort

2

☐ Frau ☐ Herr

Name / Vorname

Straße / Hausnr.

PLZ / Ort

**Telefonisch geht's am bequemsten: ✆ 0800 - 1 827 728 gebührenfrei**

Bitte abtrennen!